Über die Autorin

Christine Koenigstein wurde 1942 geboren und studierte bildende Kunst, Pädagogik und Psychologie. Sie war im Bereich Kunstpädagogik tätig und beschäftigt sich seit 1974 mit chinesischer Philosophie und chinesischen Heilmethoden wie Akupunktur und Akupressur. Seit mehr als zehn Jahren lernt sie bei verschiedenen chinesischen Meistern Qi Gong und hält selbst Vorträge und Seminare.

CHRISTINE KOENIGSTEIN

Bewußte Gesundheit durch Qi Gong

Ein Übungsprogramm
für Vitalität und Gelassenheit

Knaur

*Für Menschen, die lernen
wollen, sich selbst zu lieben,
um der Welt das Geschenk
ihrer Liebe zu machen.*

Besuchen Sie uns im Internet:
www.droemer-knaur.de

Vollständige Taschenbuchausgabe Dezember 1999
Droemersche Verlagsanstalt Th. Knaur Nachf., München
Copyright © 1995 hpt-Verlagsgesellschaft, Wien
Alle Rechte vorbehalten. Das Werk darf – auch teilweise –
nur mit Genehmigung des Verlags wiedergegeben werden.
Umschlaggestaltung: Susannah zu Knyphausen
Sachzeichnungen: Christine Koenigstein
Federzeichnungen: Georg Koenigstein
Fotos: Studio Kummer
Satz und Repro: Zehetner GmbH, A-Oberrohrbach
Druck und Bindung: Ebner Ulm
Printed in Germany
ISBN 3-426-76183-1

2 4 5 3 1

INHALT

VORWORT

Qi Gong ist der chinesische Weg, zu einem gesunden, streßfreien Leben zu kommen. Er ist in Jahrhunderten von chinesischen Meistern entwickelt worden und stellt ein wesentliches Teilgebiet der traditionellen chinesischen Heilmethoden dar. Gerade weil Qi Gong in einem anderen Kulturkreis entstanden ist, ist es eine ausgezeichnete Bereicherung unseres sanften Fitneßtrends.

Die taoistischen Qi-Gong-Übungen sind Körperübungen, die dazu dienen, die Selbstheilungskräfte und die Sexualkräfte zu aktivieren. Durch Körperhaltung, Atmung, Bewegungs- und Achtsamkeitsübungen werden die verschiedenen Körperfunktionen ins Gleichgewicht gebracht, Streß wird abgebaut und die körpereigenen Heilungskräfte werden angeregt.

Qi Gong verwendet diese Beziehung von Körper, Geist und Seele im Übungssystem, um seelische Stabilität und körperliches Wohlbefinden zu erreichen, was ein jugendliches Aussehen und anmutige Bewegung bis ins hohe Alter bewirkt.

Die einzelnen Bewegungen sind ausführlich beschrieben und bebildert, so daß man sie an Hand des Buches erlernen kann.

Die sanften Bewegungen des Qi Gong kann man auch mit wenig Platz üben, sie machen ausgeglichen und den Körper rundum entspannt und zufrieden. Sie sind kein Allheilmittel und ersetzen keine medizinische Therapie. Sie sind aber eine wertvolle Unterstützung im Bestreben gesund und vital zu sein. Wenn man sie einsetzt, bevor aus kleinen Beschwerden große Probleme werden, erweisen sie sich als sehr hilfreich.

Das Üben des Qi Gong setzt keine besondere Begabung voraus und keine Kenntnisse chinesischer Philosophie. Wenn man den Sinn des Qi Gong kennengelernt hat, wird man den Unterschied zu Gymnastik und anderen sportlichen Übungen und seine spezifische Wirkungsweise verstehen. Man lernt, unabhängig vom Lebensalter, aktiv Verantwortung für sich und seinen Körper zu übernehmen.

Die in diesem Buch beschriebene Übungsreihe ist dem taoistischen Kulturkreis Chinas entnommen und ist auch in heutiger Zeit in China weit verbreitet.

Da diese Übungen stark in den Energiekreislauf eingreifen, sollten Schwangere diese Bewegungen nicht machen, ausgenommen die Grundstellung und die Gesichtsmassage.

Vielleicht mag es manchen Leser verwundern, daß ich als Europäerin über Qi Gong schreibe. Nun haben sich die chinesischen Autoren seit ihrer Kindheit in diesen Qi-Gong-Bewegungen geübt, sind mit diesen aufgewachsen. Ihr Körperbewußtsein ist entsprechend ihrer Kultur entstanden. Mein Körperbewußtsein hat sich in der mitteleuropäischen Kultur gebildet und war die Basis für die Erfahrungen, die ich mit Qi Gong im Laufe von zehn Jahren gemacht habe. So habe ich Probleme kennengelernt und Lernschritte bewußt erlebt, die chinesische Lehrer durch ihre Vertrautheit mit diesen Übungen nicht mehr erwähnenswert finden.

Wien, August 1995   Christine Koenigstein

EINLEITUNG

ERLEBTE WIRKLICHKEIT

„Wenn die Luft ruhig wird und die Sonnenstrahlen ihr glitzerndes Licht über die Bäume und die Wiese ausbreiten, ist es schön, im Garten herumzulaufen", sagte das kleine Mädchen mit den blonden Haaren und den zwei dünnen, kurzen Zöpfen. „Ja", sagte die Großmutter und band ihr Maschen an das Ende jedes Zopfes. Sie mußte sich sehr Mühe geben; mit ihren abgearbeiteten Händen war sie nicht besonders geschickt, und an den dünnen Haaren wollten die Maschen nicht halten. Aber dann hatte sie es doch geschafft; zwei riesige blaue Schleifen hielten die Zöpfchen zusammen. „Jetzt bist du ganz schön", sagte sie, „wie ein Schmetterling. Du bist mein Gartenschmetterling, lauf hinaus."

Gartenschmetterling, dachte das kleine Mädchen, Schmetterling, und nahm eine Decke vom Diwan und lief in den Garten. Manchmal bin ich vielleicht ein Schmetterling. Sie wollte darüber nachdenken und breitete die Decke am Boden aus auf dem flachen Stück neben dem Haus, das ein wenig windgeschützt war; denn Wind konnte sie nicht leiden, er blies das schöne Gefühl weg, das sich auf der Haut ausbreitet, wenn die Sonne darauf scheint. Heute war es fast windstill, so daß man meinte, den Lufthauch zu spüren, den die Grillen erzeugen, wenn sie ihre Beine am Körper reiben und zirpen.

Sie legte sich auf die Decke in die Sonne, so wie es die Erwachsenen auch tun; und dann ließ sie die Sonnenstrahlen auf der

15

Haut tanzen; das war ein prickelndes Gefühl und öffnete alle Poren der Haut und machte wunderbar warm und ließ langsam die Empfindung für die Grenze der Haut verschwinden. Dann hatte der Körper keine Oberfläche mehr, und es war nicht schwer, aus dem Körper hinauszugehen. Denn damals fand das Fernsehen noch im Kopf statt und nicht auf dem Bildschirm; und so verließ sie ihren Körper und ging den betonierten Weg hinauf bis zum Gartentor, wo die große Birke stand, und dann drehte sie sich um und schaute hinunter in den Garten.

Sie konnte wirklich den Garten betrachten, und vorsichtig wagte sich ihr Blick in weitere Entfernungen. Da war die Donau, und der Berg am anderen Ufer war auch da, und war sichtbar. Dann wollte sie auf sich selbst schauen, wie sie so in der Sonne dalag. Aber immer, wenn ihr Blick zu ihrem eigenen Ausgangspunkt zurückkehrte, sah sie nur ein weißes Etwas, flaumig wie ein Küken oder wie ein Wattebausch, und ein Sog, dem sie nicht widerstehen konnte, saugte sie an ihren Platz in der Sonne zurück. Da lag sie wieder da, und kleine Schweißperlen zogen ein dünnes Band am Kinderkörper, und sie fand es hübsch, daß sie ihren Körper im Schutz der Sonne liegenlassen konnte und den Ort wie ein Schmetterling verlassen konnte.

Sie war neugierig, und vieles, was geschah, entstand in Wirklichkeiten, die sich vom Alltäglichen abhoben, und waren doch Ereignisse der Alltäglichkeit.

Einmal rief sie die Nachbarin, ob sie nicht das Baby anschauen wollte, das sie erst unlängst zur Welt gebracht hatte. Ein Baby, ein winzig kostbares Häufchen Mensch. Ja, das wollte sie anschauen. Der Kinderwagen stand unter dem Apfelbaum hinter dem Haus im Schatten, damit die Sonnenstrahlen der Sommersonne das Baby nicht stören, und kühl war es auch unter dem Baum. Friedlich schlief das Baby tief im Wagen drinnen unter den sorgfältig aufge-

16

breiteten Polstern und Decken. Was für ein feierlicher Anblick. Wahrscheinlich hat das Christkind auch so ausgesehen, dachte das kleine Mädchen. Dann hob sich ihr Blick ins Geäst des Baumes. Da saßen doch wirklich zwei sonderbare Gestalten im Baum. Obwohl es ihr niemand gesagt hatte, wußte sie, daß die beiden auf das Baby aufpaßten. Sie saßen im Baum, an die Äste angelehnt, und ihre eigenartige Kleidung erstaunte das kleine Mädchen sehr. Wenn es Engel waren, dann hatte sie sich diese viel besser gekleidet vorgestellt. Diese trugen erdfarbene, rauhe Gewänder, eigentlich schäbig, und Flügel hatten sie auch keine. Das befriedigte das kleine Mädchen aber, denn sie hatte immer schon gedacht, Engel können nur Flügel oder Hände haben, beides geht nicht. Aber das verstanden Erwachsene eben nicht; und diese hier hatten keine Flügel. Sie sahen aus wie Vagabunden, die sich zu einer Rast im Baum niedergelassen hatten. „Meinen Sie, das Baby kann auch die Engel sehen, die hier im Baum sitzen?" fragte das kleine Mädchen die Mutter des Kindes. „Ich weiß nicht", sagte die Frau, und das war sicher ehrlich; und was sie sich sonst noch dachte über das kleine Mädchen, weiß ich nicht.

Heute weiß ich, daß der Apfelbaum, der hinter dem Haus stand, ein Ringlottenbaum war und längst schon umgeschnitten wurde, weil er schon alt war. Das hat mir die Frau erzählt, die damals als Baby im Kinderwagen gelegen ist. Ich habe ihr nach vielen Jahren von ihren Beschützern erzählt, die ich als Kind gesehen hatte und die sie begleiten. Sie hat sich gefreut und mir gesagt, sie hätte immer schon geahnt, daß sie mehrere Helfer hätte, und daß diese eher schäbig aussehen, könne sie sich auch gut vorstellen.

Es ist schön, mit jemandem zu sprechen, der von sich aus bereit ist, mehr als nur das alltäglich Sichtbare als Wirklichkeit anzunehmen.

Aber viele Menschen, die das tun, trifft man nicht sehr häufig, und es schien mir, als ich älter wurde, besser meine Erlebnisse für mich zu behalten. Aber immer wieder suchte ich eine Möglichkeit, ein Weltbild, das mir meine Erlebnisse und meine Fähigkeiten erklärbar machte. Ich suchte ein System, in das meine Wahrnehmungen hineinpassen, wo ich in einer Gesetzmäßigkeit Sicherheit finde. Dabei war es mir aber wichtig, meine Einheit von Körperlichkeit und Geist zu bewahren, ja vielmehr diese in ihrer Wechselwirkung zu erfahren und den Erlebnisspielraum zu vergrößern. Das Weltbild des Mitteleuropäers bot mir keine Möglichkeiten, mich in dieser Richtung zu entfalten. Diese strikte Trennung von sichtbarer Materie, genannt Körper, und unsichtbarem Anteil meiner Persönlichkeit, der Geist-Seele genannt wird, bereitete mir immer schon Unbehagen und kam meinem Erlebten nicht entgegen.

Als ich meine chinesischen Lehrer kennenlernte und ihren sanften, geschmeidigen Bewegungen zusah, spürte ich, daß diese Qi-Gong-Bewegungen ihre Harmonie aus einer gesammelten, von der inneren Mitte ausgehenden Kraftquelle empfangen. Hier verband sich unsichtbar Lenkendes mit sichtbar Vollzogenem. Ich hatte mir einmal mit zwanzig Jahren das I Ging, das Buch der Wandlungen gekauft, und es war für mich seither ein geduldiger und gütiger Lehrer geworden. Diese Kenntnisse halfen mir, den Sinn der östlichen Gesundheitspraktiken und Bewegungsübungen leichter zu verstehen. So wollte ich diese Techniken der Körpererfahrung selbst erlernen und begann mit dem Üben.

1. WAS IST QI GONG?

Bedeutung des Schriftzeichens ch'i = Qi

Wenn man Qi Gong übersetzt, heißt es soviel wie Qi üben. Wenn wir Mitteleuropäer mit einer Sache beginnen, wollen wir genau wissen, worum es dabei geht und was wir dafür bekommen, wenn wir fleißig üben. Nun reichten die Deutschkenntnisse meiner Lehrer gerade dazu, rechte und linke Hand zu benennen, aber sicher nicht, mir zu erklären, wozu ich diese Bewegungen ausführe. Im chinesisch-deutschen Wörterbuch fand ich als Übersetzung für Qi einige Begriffe wie Luft, Hauch, Atem, Einfluß, Ausfluß, Lebenskraft, Geist, Wesen. Im ersten Moment scheinen die vielen Bedeutungen für Qi wenig Gemeinsames zu haben. Erst wenn man den Atem in Beziehung bringt zu allen Bedeutungen, ergibt das ein sinnvolles Bild. Der Atem ist Luft, der Atem ist Hauch, fließt in den Körper hinein und aus diesem hinaus, gibt Lebenskraft, erhält das Wesen und den Geist.

Qi – eine Vitalenergie

Mit dem Wort Qi ist eine Vitalenergie umschrieben, die sowohl seelische als auch körperliche Phänomene umfaßt, die in verschiedenen Kulturen Namen wie Od, Odem, Prana . . . besitzt. Bei uns hat sich als Übersetzung der Begriff Energie oder Lebenskraft eingeführt. Nachteilig bei dem Begriff Energie für Qi ist, daß Energie und Kraft genau definierte, physikalische Bedeutung haben, die der Komplexität des Begriffes Qi nicht ganz gerecht werden. Wenn ich es schon übersetzen möchte, dann am ehesten mit

Lebensatem, einer alles durchdringenden, alles verbindenden, lebenserhaltenden Energiequelle. Atem beinhaltet auch für uns die Vorstellung des Ein- und Ausatmens, des Zusammenziehens und Ausdehnens, des Pulsierens, dieser Polarität von Yin und Yang, die für den Begriff Qi so wesentlich ist. Aber am besten schien es mir doch, sich mit Qi oft zu beschäftigen, die Bewegungen zu üben; alle diese Erlebnisse und Erfahrungen, die sich dann einstellen, bringen mir diesen Begriff näher und machen ihn besser verständlich, als ihn mir andere Menschen erklären können.

In der chinesischen Vorstellung wird Qi als erzeugende und ordnende Kraft in unserem Körper angesehen. Es ist der Antrieb, der unser Herz schlagen läßt, vom Embryo über den Jugendlichen zum Erwachsenen und alten Menschen. Qi macht die körpereigenen Abwehrkräfte stark und hält den Wärmehaushalt des Körpers im Gleichgewicht. Qi lenkt die Entstehung der Körperflüssigkeiten wie Blut, Lymphe, Schweiß, Harn, Tränen . . ., lenkt deren Bewegung und Verteilung. Qi steuert alle Stoffwechselvorgänge, es verwandelt Atem und Nahrung in für den Körper verwertbare Stoffe.

Bedeutung des Schriftzeichens Gong

Auch „Gong" ist wie „Qi" ein Begriff mit vielerlei Bedeutungen. Es beinhaltet Können, Geschicklichkeit, Leistung, Erfolg, alles Fähigkeiten, die man sich aber durch Mühe, Anstrengung, dauerndes Üben und nicht durch persönliche Talente erworben hat. Es liegt also die Betonung auf üben.

So ist das Wort Qi Gong ein umfassender Begriff für die unterschiedlichsten Techniken und Übungen, die alle der Weiterentwicklung von Körpererfahrung, dem Erhalt von Schönheit, Gesundheit und Ausgeglichenheit dienen. Qi Gong sind nicht nur Atemübungen im Sinne von Luft in den Körper hinein- und wieder hinausbewegen, sondern Übungen, die mit der Grundsubstanz Qi, die das Leben erst ermöglicht, arbeiten.

Im chinesischen Sprachgebrauch gibt es viele verschiedene Wörter für das, was man mit Qi tun kann. Man kann es sammeln, pflegen, vermehren, in ruhigem Zustand lassen oder in Bewegung üben, und jede dieser Tätigkeiten hat ein eigenes Wort. Denn die Chinesen verwenden ein Wort für einen genau definierten Begriff, wie sie auch z. B. für Reis verschiedene Wörter haben, ob er roh, gekocht, dampfend oder angerichtet ist. Im deutschen Sprachgebrauch wird mit vielen Worten ausgegrenzt, um etwas genauer zu beschreiben. Wir sagen, ein Gegenstand ist nicht so blau wie der Himmel und nicht ganz so grün wie das Meer, er ist vielleicht so ähnlich wie . . . Die Beschreibung beginnt bei uns fast immer mit einer Ausgrenzung. So nähern sich beide Kulturen einem Begriff auf verschiedenen Wegen.

In langen Gesprächen mit meinen Lehrern sind wir zu der Auffassung gekommen, daß unser grundlegendes, von der Sprachstruktur gelenktes Denken verschiedene Wege geht, wir uns aber finden im Erleben von Qi, in den Bewegungsübungen, die eine andere Kultur durch Jahrtausende entwickelt hat, und daß die archetypischen Grundmuster unserer Empfindungen und unseres Körperbewußtseins gleich sind und sich auf gleiche Art entwickeln lassen.

Qi-Gong-Übungen

Die Qi-Gong-Übungen lassen sich in zwei große Bereiche unterteilen: in Meditations-Qi-Gong und Bewegungs-Qi-Gong. Meditations-Qi-Gong sind Achtsamkeitsübungen, bei denen der Körper größtenteils ruhig bleibt; unter Bewegungs-Qi-Gong werden alle Qi-Gong-Übungen, die mit Bewegungen ausgeführt werden, verstanden. Es sind in vielen Jahrhunderten diese Qi-Übungen gelernt und gelehrt worden; aber wie das Bedürfnis nach diesen Qi-Übungen überhaupt entstand, erzählte mir mein Meister so:

„Vor vielen tausend Jahren, als die Menschen noch keine Zentralheizungen hatten und keine festen Winterstiefel, litten sie sehr unter Kälte und Wind. Dann beobachteten sie, daß es verschiedenen Tieren möglich war, Kälte und Wind leichter zu ertragen, wenn diese dabei bestimmte Bewegungen ausführten. So versuchten sie, den Tieren diese Bewegungen nachzumachen und entwickelten die Qi-Gong-Bewegungen der fünf Tiere – Tiger, Bär, Hirsch, Affe, Kranich –, und die Menschen merkten, daß diese Bewegungen auch halfen, steife Gelenke in Ordnung zu bringen, Schmerzen zu vertreiben und dem allgemeinen Wohlbefinden zu nützen." Wir haben den Tieren das Fell über die Ohren gezogen und nur gelernt, dieses zu benützen. „Die Menschen, die in heißen Gegenden lebten", erzählte er weiter, „lernten von den Tieren Ruhe und in der schattigen Kühle ihr Qi zu sammeln und zu pflegen, und so entstand Meditations-Qi-Gong."

Diese märchenhafte Beschreibung der Qi-Gong-Bewegungen führt zum Ursprung in vorhistorische Zeit zurück. Damals verstand man noch, daß das Tier tiefer in den Rhythmus der Natur eingebettet ist als der Mensch selbst und man von diesem Anregung für das Leben mit den Naturgesetzen erhält. Im Laufe der Jahrhunderte haben sich durch den Einfluß verschiedener Meister viele Qi-Gong-Schulen und Bewegungsabläufe entwickelt, die auch heute noch in China geübt werden.

2. QI-FLUSS IM MENSCHLICHEN KÖRPER

Der Qi-Körper

Qi ist im menschlichen Körper nicht überall in gleicher Intensität vorhanden und bleibt nicht bewegungslos an einem Platz. So wie unser Blut in unserem Körper seine bestimmten Bahnen hat, die wir Adern nennen, so fließt auch Qi in unserem sichtbaren Körper und auch außerhalb desselben im unsichtbaren Teil unseres Körpers. Genauso wie es große Adern gibt, durch die viel Blut gepumpt wird, und kleinere und verzweigte, können wir uns den Qi-Fluß vorstellen. Qi fließt tief im Inneren des menschlichen Körpers, durchdringt in bestimmter Reihenfolge alle Organe; Qi fließt unter der Haut und an der Oberfläche der Haut, ist eng mit dem anatomischen Aufbau des Körpers verbunden, kennt aber die Haut nicht als Grenze. Es gibt bestimmte Stellen am Körper, wo Qi in den Körper eindringen kann, und andere, wo es ihn wieder verlassen kann. Mit Hilfe der Qi-Gong-Übungen kann man lernen, Qi im Körper ohne Behinderungen fließen zu lassen, es zu vermehren und an bestimmte Körperstellen zu senden. Diese Körpererfahrungen zu erleben und Qi wahrnehmen zu lernen, ist jedoch ein langer Übungsweg.

Als ich begann, die Qi-Gong-Übungen zu erlernen, waren die Eindrücke, die ich von meinem Körper hatte, hauptsächlich auf die Haut beschränkt. Alles, was sich in meinem Körperinneren abspielte, war für mich ein Empfindungsbrei wie eine gefüllte Knackwurst. Das war nicht ungewöhnlich und ist mir verständlich, denn das ganze Leben lernt man, Erfahrungen mit unserer Umwelt über die Haut aufzunehmen. Schon der Säugling ist in seiner Mutter-Kind-Beziehung auf Hautkontakte angewiesen. Schauen, hören, riechen, schmecken, tasten sind alles Kontaktaufnahmen mit der Umwelt, die uns aus unserem Körper hinausführen. Sie geschehen zwar durch unseren Körper, richten aber unser Augenmerk vom Körper weg nach außen. Das gleiche gilt für alle Partnerbeziehungen, die im weiteren Leben stattfinden. Auch die Rückmeldung, die uns von der Umgebung entgegengebracht wird, erleben wir an unserem Körper, nicht im Inneren. Unser Äußeres ist der Maßstab für unsere Mitmenschen, so wie ihr Äußeres unser Verhalten beeinflußt. Das hat schon seine Richtigkeit, denn sonst bräuchten wir keinen sichtbaren Körper, aber es geht uns das Bewußtsein ab, daß unser Körper nicht an der Oberfläche der Haut seine Grenze hat. Für Qi ist unsere Haut durchlässig, unser Qi-Körper ist größer als unser sichtbarer Körper.

Meridiane – Leitbahnen des Qi-Flusses

Im deutschsprachigen Raum hat sich für die Qi-Leitbahnen der Ausdruck Meridiane eingebürgert. Damit werden die großen Qi-Flüsse bezeichnet, die unseren Körper lebendig und gesund erhalten. Entlang dieser Kanäle fließt diese Lebensenergie, nicht sichtbar und greifbar, aber trotzdem nicht wie Luft ohne Grenze. Die Grenze unseres Blutflusses sind die Adernwände; wovon die Qi-Kanäle begrenzt werden, ist nicht geklärt, da sie keine entsprechende anatomische Struktur aufweisen. Nicht immer verlaufen sie entlang von Nervensträngen, auch nicht immer entlang bestimmter Muskel- oder Sehnenstränge. Vielleicht wird ihr Verlauf verständlicher, wenn man die Embryonalentwicklung des menschlichen Körpers betrachtet. Jeder von uns hat einen Körper, der diese Entwicklung erlebt hat; vom Embryo, der aus dem Ei entstanden ist, als das Endoderm, Mesoderm und Ektoderm sich aufgefaltet haben, als sich langsam alle menschlichen Organe und Gliedmaßen gebildet haben. Diese Auffaltungslinien bleiben sicher im Körpergedächtnis in Erinnerung, und die Meridiane entsprechen diesen Bahnen möglicherweise.

Es fällt mir am leichtesten, mir das System der Meridiane und der Qi-Zentren vorzustellen, wenn ich mir unsere Erde als Planetenkörper vorstelle. Auch bei dieser gibt es Energieströme, die nicht ungelenkt heute an einem Ort und morgen an einem anderen auftreten. Bei der Erde nennen wir sie Erdbebenlinien, und diese entsprechen auch den Auffaltungslinien und Bruchlinien, die sich zwischen den Landmassen der Kontinente bildeten; Erdbebenlinien, an denen Vulkane liegen, die ihre Energie, ihr Qi mit großer Gewalt über die Erdoberfläche hinaus in den Himmel schicken. Wenn ein Vulkan an einer Stelle der Erde ausbricht, wissen die Experten meist, welche oft weit entfernten Gebiete noch von Erdbeben erschüttert werden, weil diese durch Erdbebenlinien miteinander verbunden sind. Diese Art des Energieflusses, der sich in mehr oder minder großen Katastrophen deutlich macht, ist uns allen bekannt.

Ähnlich ist es mit unserem Meridiansystem. In diesem fließt Qi und mit diesem die Information für unseren Körper. Wo zuwenig Qi vorhanden ist oder dieses blockiert ist, kann keine Information stattfinden. An den Akupunkturpunkten, die auf diesen Meridianen liegen, wird der Informationsfluß durch einen Reiz (Selbstmassage, Akupunktmassage, Moxa, Stechen, Laser) wieder in

Gang gebracht. Der Sinn der Qi-Gong-Übungen ist der gleiche, ich versuche, durch eine Bewegung, durch eine erhöhte Achtsamkeit einen besonderen Reiz an einer bestimmten Körperstelle zu setzen.

„Dan Tien" – Sammelstellen des Qi

Die Qi-Leitbahnen im Körper haben so wie das Wasser auf der Erde auch Sammelstellen, wo Qi in größeren Mengen vorhanden ist, vergleichbar mit einem See oder einem Meer. Sie werden zwar an ganz bestimmte Stellen im Körper gedacht, sind aber anatomisch nicht nachweisbar. Trotzdem sind sie nicht total unabhängig von der Anatomie, sondern existieren in der Funktion bestimmter Körperstellen.

Sie werden Dan Tien genannt. Dan ist die Bezeichnung für eine kostbare Medizin, in Form einer Pille, einer Kugel, die taoistische Unsterblichkeitsdroge.

Tien oder Tian, der Laut liegt zwischen e und a, heißt soviel wie Platz, Feld; es ist also mit Dan Tien der Ort im Körper bezeichnet, wo Qi in seiner kostbarsten Form wächst, wie Weizen auf einem Feld.

Die allgemeine Überlieferung spricht von drei Dan Tien, und diese werden schriftlich bereits zu Ende der Han Dynastie (ca. 200 v. Chr.) erwähnt.

Ungefähr drei Finger unterhalb des Nabels liegt der Akupunkturpunkt Qi Hai (KG 6), was soviel wie Meer des Atems, der Energie bedeutet. An dieser Stelle hat das untere Dan Tien sein Zentrum. Man kann es sich wie einen Wärme und Energie spendenden Sonnenball vorstellen, der halb im Körper ist und halb aus diesem über die Bauchdecke hinausstrahlt. Wenn dieser Sonnenball genügend Energie besitzt, reicht er bis zu den Geschlechtsorganen und im Inneren des Körpers bis zur Wirbelsäule, wo am Rücken der Akupunkturpunkt Ming Men (LG 4), „Pforte des Lebens oder Lebenstor", liegt. Dieses untere Dan Tien soll man sich nicht unbeweglich und starr vorstellen. Vielmehr dehnt es sich aus und zieht sich zusammen in einem pulsierenden Rhythmus, dem Pulsschlag unserer Lebensenergie. Von hier aus hat sich unser Körper aus einem Ei zu dem entwickelt, was wir jetzt besitzen.

Das mittlere Dan Tien liegt ebenfalls an der Vorderseite des Körpers auf dem Brustbein in Höhe der Brustwarzen. An dieser Stelle liegt auch der Akupunkturpunkt Dan Zhong (KG 17), „Brustmitte", der einen starken Bezug zu Atmung und Energie herstellt.

Der anatomische Ort für das obere Dan Tien wird von der Stelle zwischen den Augenbrauen, Akupunkturpunkt Yin Tang, (PaM 3), „Stirnlinie", bis zum Scheitel, auch bis ins Gehirn angegeben. Er umschließt den Bereich des dritten Auges.

Für die Qi-Gong-Übungen ist vor allem das untere Dan Tien von besonderer Wichtigkeit; wenn man vom Dan Tien ohne nähere Ortsangabe spricht, ist immer das untere Dan Tien gemeint.

3. VERSCHIEDENE ARTEN DES QI

Qi – Urenergie

Qi, das der Mensch auf Grund seiner Erbanlagen mitbekommen hat, das sein Kapital von Geburt an ist, nennt man angeborenes Qi. Dieses kann man nur als gegeben annehmen. Diese „Urenergie" hat ihren Sitz in den Nieren und im zugehörigen Meridian. Im Sprichwort sagt man: „Das geht jemandem an die Nieren" – und meint dabei, er ist tief getroffen, es kostet ihn viel Substanz.

Das Nierensystem spiegelt sich im Körper an den Ohren wider, an deren Form und Größe. Man kann beobachten, daß Menschen mit großen, langen Ohren von Haus aus über sehr viel Energie und Vitalität verfügen. Bevor man sich mit diesen in ein zehnstündiges Verhandlungsgespräch einläßt, sollte man seinen eigenen Energiehaushalt einer Prüfung unterziehen. Wahrscheinlich ist es für einen Menschen mit kleinen Ohren günstiger, mehrere Pausen einzulegen und seine Energie wieder aufzutanken. Es ist wie mit einem Auto; eines hat einen großen Tankraum und ein anderes einen kleinen; Letzteres muß öfter aufgetankt werden. Eine Schwäche macht man dann daraus, wenn man sich selbst nicht richtig einschätzt.

Das angeborene Qi kann durch eine schlechte Lebensführung, durch Exzesse, Süchte, emotionalen Dauerstreß, durch Raubbau an den eigenen Kräften geschädigt werden und die Lebensdauer, die man auf Grund des angeborenen Qi hätte, verkürzt werden.

Erworbenes Qi

Das erworbene Qi bildet sich in unserem Körper aus dem, was wir essen, wie wir atmen, welchen Umwelteinflüssen wir ausgesetzt sind, welchen emotinalen Situationen wir uns aussetzen. Wir erwerben es uns täglich, und es ist auch täglichen Schwankungen unterworfen und die Basis für das, was wir Biorhythmus nennen. Dieses Qi können wir durch die Qi-Gong-Bewegungen positiv beeinflussen. Wer Qi Gong übt und einen Erfolg im Sinne von erhöhter Lebensqualität haben möchte, sollte auch seine Haltung seinem Körper gegenüber, seine Eß- und Trinkgewohnheiten, seine ganze Lebensführung einer Prüfung unterziehen.

Das angeborene und das erworbene Qi wirken beide zusammen und bestimmen unsere Lebensdauer und unseren Gesundheitszustand.

4. QI – ERFAHRUNG IM ALLTAG

Physische Beeinflussung des Qi

Nun besitzen wir alle durch mehr oder weniger viele Jahrzehnte einen Körper, und plötzlich soll es so unbekannte Zentren und Energieströme in ihm geben, von denen wir nichts wußten. Aber so unbekannt, wie wir vielleicht annehmen, ist Qi für uns gar nicht im Alltag.

Die Chinesen stellen sich vor, daß Qi z. B. durch das, was wir essen, beeinflußt und gebildet wird. Nun denken wir doch daran, wenn wir etwas Scharfes essen. Sicher spüren wir dann eine Hitze zum Kopf steigen und vielleicht auch einen Schweißausbruch. Wenn etwas besonders scharf ist, sagt dann jemand: „Das kommt mir ja bei den Ohren raus." Was da bei den Ohren rauskommt und natürlich unsichtbar bleibt, ist auch eine Qualität von Qi.

Stärkere Gefühlsregungen machen sich auch im Qi-Fluß des Körpers bemerkbar. Wenn jemand aus Verlegenheit errötet oder feuchte Hände bekommt, ist wieder Qi der Verursacher. Wenn jemand knapp einem Unfall entronnen ist, dann „läuft ihm ein Schauer über den Rücken", wenn er denkt, was alles hätte geschehen können. Hier könnte man eine endlose Reihe an Beispielen anführen, die zeigen, wie gewöhnt wir eigentlich an das Auftreten und Wirken dieser Lebensenergie sind. So kann man sich auch leichter vorstellen, daß ein Übermaß an Freude, daß Trauer, Schmerz und Wut an unserer Substanz, an unserem Qi zehren und uns Lebensqualität nehmen.

Qi-Mangel – Gähnen

Wenn man längere Zeit bewegungslos sitzt, noch dazu bei verbrauchter Luft, muß man herzhaft gähnen. Interessant ist dabei, daß niemand sagt, ich will oder kann gähnen, sondern ich muß. Auch das kleine Wort herzhaft zeigt, daß es unserem Körper ein besonderes Anliegen sein muß, jetzt zu gähnen. Mit dem Gähnen werden nicht nur viele Muskeln und Bänder im Kiefer und Halsbereich gedehnt, wir strecken uns dabei auch und bringen unser Qi in Bewegung. Wenn man müde ist, wäre kräftig gähnen sinnvoller, als diesen Körperwunsch zu unterdrücken.

Tiere haben es hier besser; sie dürfen sich jederzeit hingebungsvoll strecken und dehnen und machen dabei nichts anderes als Qi-Gong-Bewegungen. So wird verständlich, daß beim Ausüben von Qi Gong öfter das Bedürfnis nach Gähnen auftritt, man sollte diesem auf jeden Fall nachgeben.

5. ACHTSAMKEIT ENTWICKELN

Achtsam ist ein angenehmes Wort. Wenn ich seinem Klang nachhöre, hinterläßt es ein angenehmes Gefühl. Es hat nichts mit dem scharfen Wort aufpassen zu tun. Aber wir verwenden aufpassen viel häufiger als achtsam sein.

Mir selbst ging es so, bis mich meine innere Stimme auf dieses Wort aufmerksam machte. Ich denke, innere Stimme ist das, was man im allgemeinen als Gewissen eines jeden Menschen bezeichnet. Nur spricht das Gewissen bei den meisten Menschen nur dann, wenn sie aus irgendeinem Grund Schuldgefühle haben, dann haben sie ein schlechtes Gewissen. „Ein gutes Gewissen ist ein gutes Ruhekissen", sagt ein Sprichwort. Ich weiß nicht, warum ein gutes Gewissen ruhig sein soll. Es kann sich uns auf verschiedene Art mitteilen und wunderbare Ratschläge geben. Nur darf man selbst nicht hektisch aktiv sein, sondern gelassen, denn die Stimme ist sanft und leise.

Ein Beispiel für Unachtsamkeit

Ein Freund unserer Familie litt jahrelang unter sehr heftigen Schmerzen in der rechten Schulter, die oft bis in den Oberarm reichten. Er übte einen Beruf aus, bei dem er den rechten Arm unbedingt bewegen mußte, und er hatte Angst, seine Arbeit wegen der Schmerzen nicht mehr lange ausüben zu können. Er suchte Hilfe bei verschiedenen Ärzten und fand endlich einen Akupunkturarzt, der ihn von seinen Schmerzen befreite. Wir teilten alle seine Freude, und er war wieder voll Schaffenskraft. Aber es war kaum eine Woche vergangen, als er ganz deprimiert anrief.

Er klagte, es sei wahrscheinlich sein Schicksal, ständig Schmerzen zu haben. Was war geschehen? Er hatte Bäume ausgeschnitten im Garten und das Holz zusammengetragen. Dabei war er ausgerutscht und gefallen. „Nicht sehr arg", sagte er, „ja, auch auf die kranke Schulter", aber er wollte unbedingt noch das Holz zersägen und achtete nicht darauf, ob ihm etwas weh tat. Als er alles Holz geschnitten hatte und ins Haus ging, merkte er erst, wie heiß, geschwollen und schmerzhaft seine Schulter wieder war.

Ich war betroffen von seinem Bericht und fragte mich auch, muß dieser Mensch wirklich immer Schmerzen haben, ist das sein Schicksal? Da sagte meine innere Stimme, und ich hörte es ganz deutlich: „Nein, er war bloß unachtsam." Unachtsam, ich sagte mir dieses Wort immer wieder vor, er war bloß unachtsam; nicht Schicksal ergeben zu ertragen, war hier gefordert, sondern Achtsamkeit zu haben für den Augenblick, ohne auf die Zukunft hinzueilen oder an der Vergangenheit hängenzubleiben.

Achtsam sein heißt, Bewußtheit entwickeln für das, was ich im Moment tue, für das Lesen in diesem Moment, für meine Gedanken, wie sie entstehen und wie sie vergehen, für meine Gefühle, für meinen Atem hier und jetzt, für meine Lebenskraft, mein Qi, wie es sich in diesem Moment im Körper äußert. Gymnastikübungen haben auch Streck- und Dehnübungen in ihrem Programm wie Qi Gong. Aber Achtsamkeit entwickeln für sich und seinen Körper, gelingt erst durch Qi Gong. Das Ziel der Gymnastikübungen ist erst der Anfang von Qi Gong. Durch die Qi-Gong-Übungen lernt man diese Achtsamkeit für seinen Körper, für seine Gedanken, für seine Gefühle zu entwickeln, und es wird im Laufe der Zeit zu einer Lebenshaltung.

Allerdings begegnet man auch im täglichen Leben Menschen, die oft durch ihre Tätigkeit dazu angehalten wurden, Achtsamkeit zu entwickeln.

Denken wir nur an einen Jongleur. Er ist sich nicht nur in jeder Sekunde seines Körpers bewußt, er achtet auch mit höchster Aufmerksamkeit auf die Bälle, Teller, Tassen, die er balanciert. Er hat seine Achtsamkeit durch jahrelanges Training geschult, bis er zu einem Meister über die Gesetze der Schwerkraft und Fliehkraft wurde.

Ähnliches kann man auch bei Sportlern beobachten. Ein Surfer, dem es gelingt, über die Wellen zu gleiten, auf einer hohen Welle zu reiten, der kann umgehen mit den Kräften des Wassers und des Windes. Er kennt die Stärken und Schwächen seines Körpers und setzt sie achtsam ein. Er weiß, was er sich zumuten kann, er hat jahrelang geübt und genießt den Augenblick in voller Bewußtheit.

Auch Menschen, die oft große Lasten auf ihrem Kopf tragen, sind gewohnt, achtsam zu sein. Ihre Aufmerksamkeit ist gleichermaßen auf ihre Last auf ihrem Kopf gerichtet wie auf ihre Fußsohlen, mit denen sie den Boden, auf dem sie gehen, ertasten. Ihre Bewegungen sind sparsam, nicht hektisch und wirken dadurch harmonisch und elegant, sie sind achtsam von Kopf bis Fuß. Noch etwas beherrschen sie, was man auch durch die Qi-Gong-Bewegungen erlernt – bewußt den Schwerpunkt verlagern.

6. DER SCHWERPUNKT ALS INDIKATOR FÜR DIE LEBENSKRAFT

Sie halten Ihren Schwerpunkt tief, sonst könnten Sie Ihr Gleichgewicht nicht halten. Dieser befindet sich zeitweise an einer anatomisch definierbaren, materiell-realen Körperstelle, durch seelische Energie in Form von Achtsamkeit an diese gebunden. Zeitweise heißt, daß sich mit dieser Achtsamkeit der Platz des Schwerpunktes im Körper verschieben kann. Ich meine also mit diesem Schwerpunkt keinen physikalisch meßbaren oder wägbaren Punkt im Körperbereich.

Man kann dieses Verlagern des eigenen Schwerpunktes leicht beobachten, wenn man eine kleine Schüssel mit Wasser bis zum Rand gefüllt in beide Hände nimmt.

Mit hochgezogenen Schultern, zusammengepreßten Lippen und festem Blick auf die Schale wird es uns kaum gelingen, weit zu gehen, ohne Wasser auszuschütten. Unser Schwerpunkt befindet sich auf Grund unserer Aufmerksamkeit, die im oberen Teil unseres Körpers ist, ebenfalls weit vom Boden entfernt und macht uns sehr wackelig.

Mit einem tiefen Atemzug fallen die Schultern herab, die Hände entspannen sich dadurch, der Blick berührt einige Meter vor uns den Boden, und die Aufmerksamkeit ist in den Füßen und tastet sich Schritt für Schritt mit den Fußsohlen über den Boden. Der Schwerpunkt hat sich mit der veränderten Achtsamkeit nach unten verlagert.

Junge Menschen, die noch voll expandierender Lebenskraft sind, haben ihren Schwerpunkt automatisch tief. Sie gehen nicht, sie stapfen manchmal daher, als würden sie im feuchten Sand am Strand gehen.

Hingegen kann man bei alten Leuten beobachten, daß sie häufig gehen, als wäre der ganze Boden unter ihren Füßen Glatteis. Sie trippeln und brauchen ein drittes Bein, den Stock, um den Kontakt zum Boden nicht zu verlieren. Ihr Schwerpunkt hat sich schon stark nach oben verlagert und macht sie „hinfällig".

Der Schwerpunkt ist ein Indikator für die Lebenskraft. Wo er sich im Moment im Körper befindet, zeigt uns, wieviel Qi wir gerade besitzen, wie unsere Kondition ist, ob wir mit einer bestimmten Situation gut zurechtkommen, oder ob sie uns schwächt. Mit einem einfachen Versuch kann man selbst feststellen, wie es um unsere Kondition bestellt ist. Man stellt sich auf ein Bein und hebt das andere vom Boden ab, indem man es im Knie abwinkelt. Mit offenen Augen kann man in dieser Position sicher leicht stehen. Anders wird es, wenn man die Augen schließt und versucht, eine Weile auf einem Bein zu stehen. Da kann die Stellung sehr wackelig werden. Je länger man mit geschlossenen Augen auf einem Bein stehen kann, desto kräftiger und ausgeglichener fließt Qi im Körper. Interessante Unterschiede können sich ergeben, wenn man diesen Test vor und nach den Qi-Gong-Übungen macht. Wenn unser Schwerpunkt im Dan Tien ist, sind wir in unserer Mitte, sind stabil und ausbalanciert – körperlich, emotional und seelisch. Um diesen Zustand oft zu erreichen, übt man Qi Gong.

7. BEWUSSTES KÖRPERGEFÜHL ENTWICKELN MIT QI GONG

Qi auf der Haut spüren

Als ich einige Zeit Qi Gong geübt hatte, war es für mich ein neues Erlebnis, meinen Körper auf andere Art zu empfinden.

Normalerweise identifiziere ich mich mit meinem Körper, indem ich denke, ich bin groß, stark, habe Hunger, bin dick oder dünn, . . . Körper und ich sind eine Einheit, nicht eine bewußt zusammengeführte, harmonische Vereinigung von Sichtbarem und Unsichtbarem, sondern eine blinde, diffuse Einheit. Mein Körpergefühl ist nicht ausgeprägt, ich empfinde meinen Körper nur, wenn mir etwas weh tut. Wenn mir meine Hand weh tut, spüre ich viel mehr, daß ich eine habe, sonst benütze ich sie gedankenlos.

Durch die Qi-Gong-Übungen finde ich eine Möglichkeit, die unwissende, blinde Identifikation mit meinem Körper zu lösen und zu einer bewußteren Einstellung diesem gegenüber zu kommen. Die größte Bewußtheit für meinen Körper hatte ich bisher auf der Haut erlebt, so war es für mich nicht verwunderlich, die ersten Wahrnehmungen von Qi auch auf der Haut zu spüren. Manchmal fühlte es sich an wie eine kühle Dusche, die über die Haut rieselt und eine leichte Gänsehaut erzeugt, manchmal wie ein wärmender Sonnenstrahl, der ein zartes Prickeln hinterläßt.

Äußere Aufmerksamkeit in das Körperinnere lenken

Durch die Qi-Übungen lernte ich, langsam auch auf mein Inneres zu achten und meinen Körper mit allen Muskeln, Sehnen, Adern, Knochen und Organen zu spüren, und erlebte, daß die Haut im unsichtbaren Teil des Körpers, wo Qi sich bewegt, keine Grenze ist.

Es gibt auch anderswo Grenzen, die nicht für alle Seinsbereiche gelten. Ich kann mit meinem Blick, der unsichtbar ist, durch die Glasscheibe schauen, aber für meinen Finger, der sichtbare Materie ist, ist sie eine Grenze. Umgekehrt ist es mit der Schallmauer. Für Geräusche eine Grenze, eine unsichtbare Mauer, aber ich könnte ohne weiteres durchgreifen oder schauen, wenn ich wüßte, wo sie gerade ist. Im materiellen, sichtbaren Bereich hört mein Körper an der Hautoberfläche auf, im unsichtbaren Teil meines Körpers bewegt sich Qi tief im Inneren, unter der Haut, an dieser und außerhalb der Haut. Mit dem gesteigerten Empfinden von Qi erlebte ich einen fließenden Übergang von innen und außen. Es wird die körperliche Erfahrung sowohl über die Haut hinaus nach außen wie auch in das Körperinnere hinein erweitert, eng mit Aufbau und Funktion des Körpers verwoben.

Ich machte mich also auf, meinen Körper zu entdecken, und es war eine erstaunliche Reise. Es ist dabei sehr wichtig, nichts erzwingen zu wollen, jedes Stadium seiner Entwicklung in vollen Zügen zu genießen, nicht heftig weiterstreben, es kommt alles von allein und immer das, woran man nicht denkt.

Im Laufe der Zeit merkte ich, daß es verschiedene Arten von Qi geben muß, oder daß man das gleiche Qi auf verschiedene Art empfinden kann. Im Inneren meines Körpers spürte es sich ganz anders an als auf der Haut. Dieser Eindruck verstärkte sich durch ein Erlebnis, das ich einmal nach der sechsten Kranichbewegung hatte. Wenn man die Augen schließt, so daß die Lider kein Bild der Wirklichkeit mehr auf die Augen kommen lassen, hört das Schauen noch nicht auf. Vielmehr richtet sich nun mein Blick nach innen; so bekommt meine innere Aufmerksamkeit auch ein Sehen. Mein Körper ist vergleichbar mit einem Zimmer, in dem ich mich aufhalte; einmal schaue ich zum Fenster hinaus und sehe die Umwelt und einmal schaue ich mich im Zimmer um und sehe, wie mein Körper im Inneren ist.

„Was hat das zu bedeuten?" fragte ich meinen Lehrer. „Ich habe meine Oberschenkelknochen gesehen in meinem Körper; aber sie waren nicht glatt, wie ich es mir immer vorgestellt hatte, sondern wie mit Samt überzogen, und aus dieser samtigen Haut stiegen kleine Perlen auf; ich konnte sie beobachten und spürte ihr Prickeln die Knochen entlang. Ist das auch Qi?" Mein Meister lachte und fragte, ob es so aussah wie die Kohlensäureperlen im Mineralwasser, wenn man es aufsprudelt. „Ja, genauso war mein Eindruck", antwortete ich und war froh, daß es offenbar ein ganz bekannter Entwicklungsschritt war, Qi auf diese Art wahrzunehmen. Später erklärte mir ein bekannter Professor für Anatomie, daß die Beinhaut wirklich ein filziges Aussehen hat, und die Perlen, die daraus aufsteigen, sind die roten Blutkörperchen, die an der Beinhaut entstehen.

Ich hatte später noch verschiedene Erlebnisse, die immer in der Anatomie des menschlichen Körpers ihre Entsprechung hatten, auch wenn ich diese selbst nicht kannte.

Verspannungen und Schmerzen als Qi-Blockaden erkennen lernen

Mit den Erfahrungen des nach innen Fühlens meines Körpers lernte ich auch, meine Blockaden im Körper zu empfinden. Die Stellen, wo Qi nicht durchfließen kann, weil vielleicht die Muskeln verspannt sind und deshalb die Energie gestaut ist. Im normalen Leben erfährt man von diesen Stellen im Körper erst durch das Alarmsignal Schmerz oder durch Bewegungs- oder Funktionseinschränkungen. Die Qi-Blockaden zu empfinden, ist ein schrittweiser Vorgang; langsam, im Laufe von Jahren entstand das Gefühl für die Zwischenräume in meinem Körper. Mein normales Körpergefühl gibt mir Auskunft über meine Knochen, meine Muskeln; das Fließen des Blutes zu spüren, ist schon weniger vorstellbar, obwohl Blut und Adern sichtbare, greifbare Körperteile sind. Wenn ich mit dem Fühlen vordringe in den nicht sichtbaren Anteil meines Körpers, in diese Welt der Schwingungen und Information, kann ich die Zwischenräume erspüren und die vorhandenen

Blockaden. Wenn ich meine Hand bewege, erscheint sie mir als ein Ganzes. Ich habe keine unterschiedlichen Empfindungen von Knochen, Sehnen, Muskeln . . . die Befehle des Gehirns bleiben mir verborgen. Diese gewohnte körperliche Einheit löst sich im fortgeschrittenen Stadium bei den Qi-Übungen auf und macht einer Empfindung Platz, die weniger die materiellen, greifbaren Teile unseres Körpers betrifft als die nicht sichtbaren, nicht greifbaren, die Zwischenräume. Es ist ein erstaunliches Gefühl, zu erleben, daß die Knochen dort, wo sie mit anderen zusammentreffen, besonders bei den großen Gelenken, eine Unmenge Platz dazwischen haben. Aber nicht nur bei den großen Gelenken, das reicht bis in die kleinsten Gelenke von Händen und Füßen. Das Empfinden dieses Leerraumes ist anfangs erstaunlich, aber nicht ausgesprochen unangenehm. Es ist auch nicht so, daß alle Leerräume im Körper gleichzeitig empfunden werden, vielleicht ist es von der inneren Aufmerksamkeit abhängig, wo die Zwischenräume als Sein empfunden werden und die materielle Körperlichkeit zurücktritt. Aber das Wort leer ist falsch verstanden, wenn man sich eine Leere wie in einer leeren Flasche vorstellt. Die Leere ist nur leer bezüglich der umgebenden Materie. Selbst ist sie voll von Energieströmen, die vom Äußeren des Körpers, von der Haut, tief hineindringen wie Bäche, die im Kalksteingebirge verschwinden, im Inneren weiterfließen, sich mit anderen Wassern vereinigen, anschwellen und an einem anderen Ort sich an die Oberfläche ergießen. Es kann sein, daß eine intensive Empfindung an einem bestimmten, eingeschränkten Teil des Körpers diesen fast isoliert erscheinen läßt, so als ob es den restlichen Körper gar nicht gebe. Das ist anfangs etwas verwirrend, wenn man dann seinem normalen Körpergefühl wieder Platz macht, fühlt man sich eine Weile wie zerlegt und neu zusammengesetzt.

Bei Laotse habe ich über die Form und den Raum, über die Zwischenräume folgendes gelesen:

Dreißig Speichen vereinigen sich in der Nabe des Rades, aber die Leere (der Zwischenraum) macht das Wesen des Rades.

Man knetet Ton und macht daraus ein Gefäß, aber erst in der Leere ist der Sinn (die Brauchbarkeit) des Gefäßes.

Man baut ein Haus und läßt die Öffnungen für Türen und Fenster frei. Erst im Nichtvorhandensein der Mauerteile entsteht die Benützbarkeit des Hauses. Das Sein ist die Materie, das sichtbare Material, unser Körper, das Nichtsein ist der Sinn, die Brauchbarkeit, die Nützlichkeit, das nicht Sichtbare, mein Qi.

Laotse hat hier auf vielschichtige Seinszusammenhänge hingewiesen, die, obwohl sie doch ausgesprochen werden, letztlich Geheimnisse bleiben und nur in der Erfahrung verständlich. Erst dem einzelnen, der durch geistige Sammlung einen Zustand innerer Klarheit erreicht, dem offenbaren sich Bruchstücke dieser vernetzten Beziehungen. Daß ein Gefäß seine Brauchbarkeit dadurch erhält, daß es innen hohl ist und man nur deshalb etwas hineintun kann, ist verständlich, ja es ist der Nützlichkeitsanspruch, den jeder an ein Gefäß stellt. Es ist auch logisch, daß ein Gelenk nur deshalb bewegt werden kann, weil die einzelnen Teile durch Zwischenräume getrennt sind.

Auf meinen Körper übertragen lernte ich, durch die Qi-Übungen meinen sichtbaren Körper auch als Form zu erleben und Qi, das unsichtbare Sein in der Leere zu spüren.

Ursachen der Qi-Blockaden

Wie können nun diese Kanäle, durch die Qi im Körper fließt, verstopft oder blockiert werden? Was macht man nicht richtig, daß man alt und krank wird?

Bei Qi-Gong-Übungen werden körperliche Funktionen wie Atmung und Bewegung dazu benutzt, eine freie Zirkulation der Lebenskraft zu erreichen. Ich weiß aus Erfahrung, daß mir ein Bein oder eine Hand einschläft, wenn ich längere Zeit in einer unbequemen Lage verharre. Man denkt dabei, es sind die gehemmte Blutzirkulation und Muskelverspannungen, die dieses Gefühl erzeugen, und nicht, daß auch der Energiefluß im Körper durch rein mechanische Blockaden wie Fehlhaltungen und Muskelverkrampfungen gestört wird. Wenn ich meine Hand stark abwinkle, nach innen beuge, werden die drei Yin-Meridiane am Handgelenk in ihrem Energiefluß behindert, während die drei Yang-Meridiane an der Handoberfläche gedehnt werden und dort der Qi-Durchfluß erleichtert wird. Der Qi-Fluß ist stark von der Körperhaltung, wie man steht, sitzt oder liegt, abhängig. Deshalb können Fehlhaltungen besonders in jungen Jahren oft großen Schaden im Körper anrichten.

Wenn man sich vorstellt, daß der Körper durch Öffnungen mit der Umwelt in einem Energieaustausch ist, kann man sich auch denken, daß in den Körper schädigende, bioklimatische Energien eindringen können. Jeder kennt ein steifes Genick und den Ausspruch: „Ich habe einen Zug bekommen." Ein Zug ist ein leichter, kalter Luftstrom an einem warmen oder heißen Tag. Das zeigt, was Qi am meisten schädigt. Das Falsche zur falschen Zeit. Große Kälte im Sommer, Hitze im Winter, kaltes Trinken in einen heißen Körper. Diese schädigenden boiklimatischen Energien können um so leichter in den Körper eindringen, je dünner und geringer unsere Qi-Abwehrkräfte sind. Einen wesentlichen Anteil am Wachstum und der Qualität unserer Qi-Energie hat die Ernährung, die Menge, die Qualität und die Zusammensetzung des Speiseplanes.

Störungen des Energieflusses, bei denen man Ursache und Auswirkung nicht so rasch bemerkt wie einen äußeren Einfluß, sind im seelisch-emotionalen Bereich zu finden. Wenn ein Mensch zu sehr erfüllt ist von Sorgen, Ängsten, Wut oder Haß, kann sein äußerer, körperlicher Atem den Körper nicht durchdringen und sein innerer Atem nicht geführt werden. So wie es also körperliche Blockaden des Qi-Flusses gibt, sind diese genauso im geistig-emotionalen Bereich der Qi-Führung vorhanden. Die körperlichen Funktionen wie Atmung und Bewegung und die geistig-seelische Funktion der inneren Aufmerksamkeit dienen zusammen dazu, in beiden Bereichen sein Gleichgewicht zu finden, das sich im körperlichen Bereich als Gesundheit, Wohlbefinden, als Lebensqualität ausdrückt, im emotional-seelischen Bereich als inneres Gleichgewicht, Harmonie mit sich selbst, in seiner Mitte sein. Für die Chinesen gehört diese Wechselwirkung von Körper – Emotion – Seele zu ihrem Weltbild; es gibt bei ihnen nicht diese Trennung von unsterblicher Seele und sterblichem Körper wie im Abendland, sondern eine Wechselwirkung und gegenseitige Beeinflussung von Geist und Materie.

Achtsamkeit entwickeln für die Wechselwirkung zwischen sichtbarem und unsichtbarem Körper

Man kann sich viele Unannehmlichkeiten ersparen, wenn man sich dieser gegenseitigen Abhängigkeit ständig voll bewußt ist.

Das ist aber kein Glaubensgrundsatz, dem man blind vertrauen soll. Jeder kann an sich selbst versuchen, ob es stimmt. Nehmen wir an, ich habe an einem schönen Frühlingstag einen Radausflug gemacht. Alles war in Aufbruchstimmung, und das wunderbare Wetter lockte mich zu einer längeren Radtour, als ich vorhatte. Schon der Rückweg war mühsam, und als ich vom Rad stieg, wußte ich: Das wird ein Muskelkater. Aber mit Qi werde ich diesen verhindern. Ich begann mich abzustreifen, und zwar sofort, nicht erst nach einer Pause. Man kann sich vorstellen, man ist über und über mit Staub bedeckt, und dieser wird sorgfältig abgestreift. Dabei gleiten die Handflächen in einem Abstand von ca. 1,5–3 cm an der Oberfläche der Haut oder des Gewandes entlang. Immer von oben nach unten, über jede Stelle langsam, gleichmäßig darüberstreichen. Die Hände werden zwischendurch abgeschüttelt, wie man das mit Staub macht. Auch ein wenig mit den Füßen aufstampfen oder schütteln tut gut. In jedem Moment des Abstreifens bin ich mir bewußt: Ich streife alle verbrauchte Energie (Qi) ab, ich reinige meinen Körper, Anstrengung und Müdigkeit fallen ab. Dem Boden, auf dem man steht, macht das gar nichts aus. Er nimmt es auf wie abgefallenes Laub der Bäume. Wer mit dieser Sorgfalt seinen Körper reinigt, bekommt keinen Muskelkater und macht eigentlich Qi Gong.

8. KANN MAN QI SEHEN?

Wahrscheinlich hängt das von verschiedenen Faktoren ab, die wir alle noch nicht kennen, und ich kann nur für mich entscheiden, ob ich eine Erzählung für glaubhaft halte oder nicht.

Vor ca. 20 Jahren, als die Akupunktur in Österreich noch sehr exotisch war und teilweise in ihrer Wirkung angezweifelt wurde, konnte ich folgende Szene erleben:

Der kleine Wolfgang war ein kräftiger, aufgeweckter Bub im Volksschulalter, der manchmal etwas mehr aß, als sein Magen vertragen konnte. Der Osterhase brachte es mit sich, daß Wolfgang fünf hartgekochte Eier auf einmal aß. Es war ihm darauf ziemlich übel, und wo seine Leber unter den Rippen sein mußte, war eine deutliche Schwellung zu bemerken. Wolfgang kannte die lindernde Wirkung von Akupunkturnadeln schon und ließ sich bereitwillig stechen. Er saß im Bett, und die Vorhänge waren vor dem Fenster zugezogen, so daß das grelle Tageslicht draußen-blieb. Als die letzte Nadel in seine Haut gestochen wurde und die Hand, die sie hielt, sich von dieser wegbewegte, rief Wolfgang aufgeregt: „Haben Sie diesen Blitz gesehen, diesen blauen Blitz?" Ich erschrak, sagte aber mit möglichst teilnahmsloser Stimme: „Ach, den blauen Blitz hast du gesehen, ja, ja, das ist schon in Ordnung." Eigentlich war für mich gar nichts in Ordnung. Aber ich wollte das Kind nicht verunsichern. Nach einer Weile fragte ich: „Wolfgang, wie hat denn der blaue Blitz ausgesehen und wo war er denn?" Wolfgang deutete mit seiner Hand auf die Nadel auf seiner Haut und sagte: „Von hier ist er weggegangen und ausgese-hen hat er", er stockte einen Moment, dann sagte er: „wie die Krampfadern von der Mama, nur weiter draußen", und seine Hand zeigte etwa 20 cm über seinem Körper, weg von diesem. „Das ist eine wunderbare Beschreibung", sagte ich, und Wolfgang nickte zufrieden, denn es ging ihm schon viel besser.

Als ich selbst einmal Qi sehen konnte, geschah das so: Meine Lehrerin war stark verkühlt und unterrichtete einige Leute und mich im Studio. Sie stand einige Schritte vor mir; ich sah ihren Rücken, ihre Arme waren seitlich am Körper erhoben, leicht angewinkelt. Das Tageslicht kam uns durch einen bereits etwas ergrauten, durchsichtigen Vorhang entgegen, der vor den Fenstern hing. Wir machten alle eine einfache Auf-und-ab-Bewegung mit den Händen, um unser Qi in Ordnung zu bringen. Unsere Lehrerin pumpte aber noch zusätzlich Qi die Wirbelsäule hinauf zum Kopf; dabei bewegte sie sich wie eine Schlange, aber nicht heftig, sondern geschmeidig und leicht. Ich dachte, sie will ihren Schnupfen loswerden, und dazu braucht sie viel Qi im Kopf. Womit ich nicht rechnete und was ich dann sah, war, daß sie rauchte. Keine Zigarette, von allen fünf Fingern ihrer beiden Hände stieg Rauch auf wie von fünf Räucherstäbchen, eine zarte Rauchsäule, direkt aus der Fingerkuppe eines lebenden Menschen, stieg in leichten Schwingungen empor, verlor sich im Raum. Ich hatte vorher noch nie Rauch aus dem Körper eines lebendigen Menschen aufsteigen sehen, und es war für mich ein sehr aufregendes Erlebnis. Ich blickte weg und schaute wieder zu ihr. Ich sah noch immer das gleiche Bild. Dann dachte ich, gottseidank sieht niemand von den Anwesenden auf mein verblüfftes Gesicht, weil jeder mit sich selbst beschäftigt ist, und mit diesem Gedanken war alles wieder vorbei.

Heute weiß ich, daß es verbrauchtes, krankes Qi war, das sich da aus dem Körper entfernte. Gesundes Qi zeigt sich manchmal in einem vibrierenden Zittern der Luft an der Körperoberfläche, meistens der Hände. Das sieht dann aus wie eine Asphaltstraße, die in der Sommerhitze von einer flirrenden Luftschicht bedeckt ist.

Diese beiden Erlebnisse sind aber Einzelfälle, und man erlebt sie nicht alle Tage. Ich habe sie erwähnt, um zu zeigen, daß Qi etwas real Existierendes ist, für Millionen von Menschen auf dieser Erde eine Selbstverständlichkeit.

Das analytische Denken der Europäer hat erstaunliche technische Leistungen hervorgebracht, die in beschleunigtem Tempo immer neue Entwicklungen entstehen lassen. Von dem Beziehungsgefüge Körper, Geist, Seele, das unser Dasein ausmacht, haben wir ein Bild, das auf vielfach überholten, physikalisch-chemischen Fakten beruht. Hahnemann hat vor bald 200 Jahren die Grundgedanken seiner Homöopathie niedergeschrieben, die erst jetzt teilweise Anerkennung findet, weil man sich an die Vorstellung, daß Körper und Geist sich gegenseitig beeinflussen, erst langsam gewöhnt. Die Beziehung von Sichtbarem (Masse) zu Unsichtbarem (Energie), wie sie Einstein in seiner Relativitätstheorie dokumentiert hat, ist für Mitteleuropäer noch lange keine Basis für ihr Körperbewußtsein.

9. QI MIT DEM ATEM LENKEN

Gedanklich leer werden

Gewöhnlich ist unser Kopf voller Gedanken, und manche Menschen haben so viele, daß sie nicht mehr richtig abschalten können, geschweige denn schlafen. Dann hilft nur mehr das Fernsehen als „Nullmedium". Es berieselt uns mit Bildern und Klängen und bringt uns auf diese Art Abstand zu unseren eigenen Gedanken.

Wie kann man nun gedanklich leer werden, um Qi Gong zu üben, wenn der Kopf voll ist?

Der schlechteste Weg ist sicher der, seine Gedanken wegschieben zu wollen, sie zu verdrängen, um so heftiger werden sie auf uns einstürmen. Ich habe mir anfangs immer vorgestellt, mein

Kopf hat viele Löcher, etwa wie ein Emmentaler. Es kommt ein Gedanke auf mich zu, und ich lasse ihn bereitwillig ein. Er verschwindet wieder wie ein Fisch durch ein löchriges Netz. Nach kurzer Zeit kommen immer weniger Gedanken, da ich nicht an ihnen hängenbleibe, oder besser, da sie sich in mir nicht einnisten können. Im Nichtdenken breitet sich eine angenehme Leere aus.

Eine andere Möglichkeit ist die, sich nur mit einem einzigen Gedanken zu beschäftigen; dann bleiben alle anderen auch weg. Diese Methode steckt hinter dem Rat: „Zähl Schafe, wenn du nicht einschlafen kannst." Das ist ein kluger Rat. Denn wichtig sind zwei Dinge, die man beachten sollte. Erstens soll man sich ein Bild von etwas machen, und zwar so deutlich, daß man es im Geiste wahrnehmen kann; es müssen nicht unbedingt Schafe sein, nur etwas, das in größerer Menge in relativ gleichem Aussehen vorhanden ist. Sonst müßte man sich zu sehr plagen, das visualisierte Bild ständig zu verändern. Das Zweite ist das Zählen. Durch das monotone Wiederholen dieses Zählvorganges entsteht ein Rhythmus, und unser Intellekt ist beschäftigt. Es ist nicht wünschenswert, bei Qi Gong einzuschlafen, aber diese Ruhe zu erreichen, die man kurz vor dem Einschlafen hat.

Auf welchem Weg man von seinen Gedanken abläßt, entspricht also einer persönlichen Neigung.

Auf den Atem achten

Am leichtesten erreiche ich diese Ruhe, wenn ich auf meinen Atem achte. Ich bin mein Leben lang gewohnt zu atmen, ohne daß es mir bewußt ist. Ich nehme mit meinem Atem etwas Unsichtbares in meinen Körper auf, etwas, ohne das man nicht lange leben kann. Wasser und Nahrung kann man viel länger entbeh-

47

ren. Dieses Unsichtbare ist für uns die wichtigste Nahrung. Ich nehme es auf in langen, sanften Atemzügen und atme aus wie der Faden einer Seidenraupe, lang, fein, gleichmäßig. Die Zunge ist locker und berührt den Gaumen leicht. Wenn die Zunge in dieser Haltung ist, wird der Qi-Kreislauf an der Vorder- und Rückseite des Körpers nicht im Mundbereich unterbrochen.

Beim Einatmen denke ich: Ich atme ein, ich nehme Nahrung für meinen Körper auf, ich spüre die Bewegung der Luft, wie sie an der Nasenwand entlangstreicht.

Beim Ausatmen denke ich: ich atme aus, ich entlasse verbrauchte Luft aus meinem Körper, ich spüre, wie sich diese durch meinen Mund entfernt. Meine Achtsamkeit ist bei meinem Atem.

Beim Einatmen denke ich: Ich atme ein und spüre, wie mein Atem durch meinen Kehlkopf in die Lunge sinkt. Meine Achtsamkeit ist in mein Körperinneres gerichtet, und mit dieser inneren Aufmerksamkeit verfolge ich, wie mein Atem die Lungenflügel füllt.

Beim Ausatmen denke ich: Ich atme aus und achte darauf, wie meine Lungenflügel zusammensinken und die verbrauchte Luft durch meinen Mund streicht, meinen Körper verläßt. Mit jedem Atemzug wird der Atem gleichmäßiger und ruhiger.

Das ist die natürliche Atmung, bei der sich beim Einatmen die Lungenflügel ausdehnen und die Bauchdecke etwas vorwölbt. Das Zwerchfell, zwischen Brustkorb und Bauchhöhle gelegen, dehnt sich beim Einatmen in den Bauchraum aus, bedingt durch die mit Luft gefüllten Lungenflügel, und die Bauchdecke gibt dem Druck nach außen nach. Beim Ausatmen verkleinert sich das Lungenvolumen, das Zwerchfell kommt wieder nach oben, und die Bauchdecke geht zurück.

Diese natürliche Art der Atmung soll so lange beibehalten werden, bis sich von selbst die umgekehrte Atmung einstellt. Sie ist besser dazu geeignet, den Qi-Fluß in Gang zu bringen, darf aber nie mit Anstrengung angestrebt werden.

 Bei dieser Atmung hebt sich beim Einatmen das Zwerchfell, dadurch haben die inneren Organe im Bauchraum mehr Platz, und die Bauchdecke sinkt in sich. Der Brustkorb weitet sich, wenn die Lungenflügel mit Luft gefüllt werden. Beim Ausatmen sinkt der Brustkorb in seine ursprüngliche Lage, das Zwerchfell kann sich entspannen, verkleinert dadurch wieder den Bauchraum, und die Bauchdecke wölbt sich nach außen. Bei dieser Art der Atmung ist die Anspannung des Zwerchfells mit dem Einatmen und die Entspannung mit dem Ausatmen in Harmonie. Wenn man bedenkt, daß das Zwerchfell an der Wirbelsäule angewachsen ist, am Punkt Ming Men (LG 4), „Lebenstor", der so wichtig ist für den Energiefluß, kann man sich vorstellen, daß auch die Bewegungen des Zwerchfells große Bedeutung für den Qi-Fluß haben.

Über den Embryonalatem

Atmen wie ein Embryo bedeutet, den ganzen Körper bis zur letzten Zelle in den Atemvorgang einzubeziehen. Es ist eine meditative Art, den Atem zu lenken.

Wenn ich mir die Vorgänge beim Atmen durch längeres Üben bewußt gemacht habe und mein Atem ohne Anstrengung und ohne mein bewußtes Wollen den umgekehrten Weg der Bauchatmung wählt, verlasse ich meinen körperlichen Atem, der natürlich an die Lungenfunktion gebunden bleibt, an die Einfuhr von Sauerstoff und das Ausscheiden von Stickstoff, und führe meinen „inneren Atem" mit meiner nach innen gerichteten Achtsamkeit durch meinen Körper. Unter „inneren Atem" führen, ist die Vorstellung gemeint, mit jedem Atemzug tatsächliche Nahrung in den Körper aufzunehmen, einzuatmen, und mit innerer Aufmerksamkeit in den Körper hineinzuführen, inneren Energiebahnen entlang.

Beim Einatmen denke ich: Ich atme ein und nehme Nahrung für meinen Körper auf. Bevor ich ausatme, verschlucke ich ein wenig von dieser Nahrung. Das kann sich körperlich wirklich oder in einer geistigen Vorstellung vollziehen. Was man hierbei verschluckt, ist nicht nur eingeatmete Luft, es ist der Grundstoff, aus dem sich im Körper durch Verwandlung Lebenselexier bildet. Es ist also kostbar, es erhält Körper, Geist und Seele. Mit Andacht verschluckt man einen Teil des Atems, und das Bild, das man sich von dieser kostbaren Speise macht, sollte auch diese Kostbarkeit ausdrücken. Ich möchte hier nichts vorgeben, um keine Einschränkung der individuellen, bildhaften Phantasie zu erzeugen. Aber das Bild wird sicher in irgendeiner Weise etwas von Licht, Wärme, Strahlen an sich haben und eher rund sein als eckig, stachelig oder schwarz. Ob man mit einer geometrischen Form wie einer leuchtenden Kugel zufrieden ist oder ein phantasievoll ausgeschmücktes Objekt möchte, ist der persönlichen Vorliebe überlassen.

Meine innere Aufmerksamkeit bleibt an diese Visualisation gebunden, und ich lenke damit meine Atemnahrung.

Wenn ich einatme, verschlucke ich etwas von meinem Atem. Der Rest entweicht aus meinem Körper. Mit jedem Atemzug kommt etwas von dieser Nahrung in den Körper hinein, sinkt mit meiner Achtsamkeit in der Vorderseite des Körpers durch die Lungen, in die Brust, in den Magen, dringt durch das Zwerchfell (die Schranke der Milz) und breitet sich im Bauchraum aus. Wo mein innerer Atem hinkommt, ist er begleitet von einem Gefühl der Wärme, der Andacht. Sein Weg entspricht im Körper dem Meridian, den man in der Akupunktur Konzeptionsgefäß (Dienergefäß) nennt – Yen Mo. Nur steigt bei diesem die Energie vom Punkt Hui Yin (KG 1), „Geschlechtspunkt", am Damm zwischen den Beinen gelegen, bis zur Kinnmitte Cheng Jiang (KG 24), „Flüssigkeitsaufnahme", aufwärts; hingegen führe ich mein Qi abwärts in das untere Dan Tien.

In dieser Sammelstelle des Qi verweile ich in meiner Mitte. Auf dem Weg zu dieser Mitte habe ich keine Gedanken mehr erzeugt, meine Gefühle sind zur Ruhe gekommen, das Begehren schweigt, der Ärger ist verflogen, der Angst ist der Grund entzogen. Dann habe ich kein Gefühl mehr für oben und unten, denn ich bin in meiner Mitte, Kopf und Beine und Hände sind um mich herum im Raum. Ich atme von meiner Mitte aus, wie wir alle als Embryos im Mutterleib geatmet haben und durch die Nabelschnur auf diesem Weg ernährt wurden. Mein Körperbewußtsein kommt wieder in diesen pränatalen Zustand, und mein Ich-Bewußtsein bringt sich mit seinem jetzigen Selbstverständnis in dieser Mitte ein.

Wenn ich diese strahlende Wärme, dieses pulsierende sich Ausdehnen und Zusammenziehen in meinem Dan Tien spüre, sinkt meine innere Aufmerksamkeit fast von selbst weiter bis zum Hui-Yin-Punkt und weiter bis zum Steißbein und beginnt dann den Meridian Lenkergefäß – Tou Mo ab Punkt Chang Qian (LG 1), „Wachsen der Kraft", die Wirbelsäule emporzusteigen in der gleichen Richtung wie sein Energieverlauf; trifft auf den Ming Men, steigt weiter auf zum Zhi Yang (LG 8), „Ankunft des Yang", auf der Wirbelsäule in Höhe der Schulterblattspitzen, erreicht die Halswirbelsäule, den Hinterkopf und trifft im weiteren Verlauf auf den Punkt Bai Hui (LG 19), „Hundertfacher Sammler", am Schädeldach, über Stirn und Nase und schließt so den kleinen Kreislauf des Atems. Nach manchen chinesischen Überlieferungen kann der innere Atem nochmals zur Brust geführt werden, um dann erst durch den Mund entlassen zu werden.

10. ÜBER DIE DAUER

Bewegung mit dem geringst möglichen Energieaufwand ausführen

Als ich diesen pulsierenden Atem von meiner Mitte aus kennenlernte, gelang es mir auch, die Qi-Gong-Bewegungen leichter und harmonischer auszuführen, diesen Wechsel von Yin und Yang, dieses sich Sammeln und Ausdehnen als Lebensrhythmus zu erfahren; die Vereinigung von Yin und Yang als Zustand der Dauer bewußt zu erleben. Was lange dauert, wird sehr alt; ein Ziel, das vielen Menschen sehr erstrebenswert erscheint.

Die Dauer wird im I-Ging-Buch unter dem gleichnamigen Orakel so beschrieben: „Die Dauer ist ein Zustand, dessen Bewegung sich nicht durch Hemmungen aufreibt. Sie ist nicht ein Ruhezustand; denn bloßer Stillstand ist Rückgang. Dauer ist vielmehr eine in sich geschlossene und darum stets sich erneuernde, nach festen Gesetzen sich vollziehende Bewegung eines organisierten, in sich fest geschlossenen Ganzen, bei der auf jedes Ende ein neuer Anfang folgt. Das Ende wird erreicht durch die Bewegung nach innen, das Einatmen, die Konzentration. Die Bewegung geht über in einen neuen Anfang, bei dem die Bewegung nach außen gerichtet ist, das Ausatmen, die Expansion. So haben die Himmelskörper ihre Bahnen am Himmel und können daher dauernd leuchten."

So wie die Himmelskörper ihre Bahnen am Himmel ziehen mit dem geringst möglichen Energieaufwand, so sollen unsere Qi-Gong-Bewegungen sein, geführt von der Idee der Bewegung und getragen von Qi. Je weniger Verspannungen und Blockaden in meinem Körper sind, desto leichter kann Qi seinen Weg finden, und desto eleganter wird die Ausführung gelingen. Ich war erstaunt, wie treffend ich in diesem Orakel den Sinn und das Wesentliche der Übungen beschrieben fand.

Am Anfang des Lernens übt man, um sich den Bewegungsablauf einzuprägen, bis er im Geist verankert ist. Wenn dies bereits gut gelingt und die Bewegungen „automatisch", das heißt ohne zu denken, dahinfließen, übt man, um die Bewegungen auszuführen ohne durch Hemmungen aufgehalten zu werden. Dadurch werden langsam alle störenden Blockaden aufgelöst und Qi wird in einen harmonischen Fluß gebracht. Alle Erregungen des täglichen Lebens hinterlassen einen aufgeregten Qi-Fluß in uns. Durch die oft und vielfach wiederholten Qi-Gong-Bewegungen bringen wir diesen wieder dazu, im persönlichen Lebensrhythmus zu fließen.

Den Zustand der Dauer, den jeder Mensch kennt und sein ganzes Leben lang aufrecht erhält, ist sein Atmen. Ob im Wachzustand oder im Schlafen, das dauernde Ein- und Ausatmen begleitet uns vom ersten Schrei des Säuglings bis zum letzten Atemzug des Sterbenden; wenn unser Atem gleichmäßig und ruhig ein- und ausströmt, fühlen wir uns wohl. Bei Erregungen verändert sich der Atemrhythmus, man sagt, jemandem stockt der Atem vor Schreck. Mit unserem Atem bestimmen wir den Rhythmus und die Dauer unseres Lebens; von ihm hängen unsere Gesundheit und unser Wohlbefinden ab. Mit den Qi-Gong-Bewegungen bringt man seinen Atem zur Ruhe, das heißt, auch mit dem geringst möglichen Energieaufwand in größt möglicher Harmonie zu atmen. Dann kann man in diesem pulsierenden Dauerzustand ohne Krankheiten und Beschwerden leben.

Nun gilt nicht nur für die Qi-Gong-Bewegungen das Prinzip: Alles mit dem geringst möglichen Energieaufwand ausführen. Wir lernen durch die Übungen vielmehr, nach diesem Prinzip zu leben, es zur Richtschnur unserer Handlungen zu machen.

53

Wenn man erst einmal beginnt nachzudenken, wieviel Energie wir wirklich für unseren Tagesablauf benötigen und wieviel wir vergeuden mit unkontrollierten, überschießenden Reaktionen, um unsere Wünsche zu füttern, jemandem unseren Groll „nachzutragen" (Was für eine Arbeit!), unsere Sorgen und Ängste zu nähren, ist man auf dem Weg, die geistige Haltung des Qi Gong zu leben. Was ich dafür bekomme, ist Gelassenheit und die Fähigkeit, auch in schwierigen Situationen Gelassenheit zu bewahren.

In Zeiten, wo viele lebenswichtige Grundstoffe wie z. B. Wasser auf der Erde knapp werden und immer wieder vom Energiesparen gesprochen wird, wäre es wünschenswert, wenn viele Menschen sich diese Haltung zu eigen machen würden: mit ihrem eigenen Leben und der Umwelt ökonomisch und kräfteschonend umzugehen, ihren Körper ökonomisch zu versorgen, ökonomisch ihren Tagesablauf einzuteilen, ökonomisch mit ihren Gefühlen umzugehen.

Ökonomisch, das heißt, mit dem geringst möglichen Energieverbrauch zu leben, zu fühlen, sich zu bewegen, heißt, nicht knausrig oder geizig zu sein oder sich mit dem Wenigsten zufriedenzugeben. Im Gegenteil, oft werden große Leistungen nach diesem Prinzip erbracht.

Man stelle sich einen Hochleistungssportler vor, wie z. B. einen Schifahrer, der ein Slalomrennen bestreitet. Gewinner wird der sein, der die kürzeste Spur zwischen den Stangen findet, der im Einklang mit der gesteckten Piste seinen Körper mit dem geringsten Bewegungsaufwand nahe an den Torstangen hindurchwindet, der seine Schier so führt, daß die Geschwindigkeit durch keinen unnötigen Reibungswiderstand abgebremst wird, der mit sich und der Umgebung am ökonomischsten umzugehen gelernt hat.

11. SPORT UND QI GONG

Es mutet vielleicht eigenartig an, daß diese ruhigen, sanften Bewegungen des Qi Gong einen positiven Einfluß auf Leistung, ja Höchstleistung in verschiedenen Sportarten haben sollen.

Dieser Zusammenhang ist mir zum ersten Mal klargeworden, als wir im Urlaub wieder einmal am Meer waren und schwammen. Ich bin nicht besonders geübt, denn während des Jahres habe ich nicht viel Gelegenheit zu schwimmen. Um so erstaunter war ich, als ich ohne große Mühe allen anderen davonschwamm. Ich hatte während des Jahres nur Taiji-Qi-Gong gemacht und war kein einziges Tempo geschwommen, und trotzdem gelang es mir besser als früher, den Widerstand des Wassers zum Vorankommen auszunützen und meine Kraft gezielter einzusetzen, denn ich konnte mein Qi besser in den Ablauf der Bewegung einbauen und effektiver verwenden als früher.

Ein Sportler ist ein Mensch, der seinen Körper kennen und beherrschen sollte, der seine Grenzen erfährt und mit seinen Kräften umgehen kann. Sein Ziel ist es, Leistung, Höchstleistung zu erbringen und daraufhin ist sein Training ausgerichtet. Die meisten europäischen Trainingsmethoden zielen darauf hin, die Kraft und Reaktionsfähigkeit zu erhöhen und möglichst viel Energie zu erzeugen. Ein Mehr an Muskeln gibt mehr Kraft, mehr Energie, mehr Schnelligkeit. Was vielleicht fehlt, ist die bewußt gemachte Fähigkeit, seine Qi-Energie sparsam und gezielt anzuwenden.

Die Qi-Gong-Übungen haben diesen Ansatzpunkt. Hier ist die erste Frage, wie lerne ich mit meiner vorhandenen Qi-Energie umzugehen, sie gezielt und ohne zu vergeuden einzusetzen und ihre Grenzen zu erkennen. Der Schwerpunkt liegt auf einem ökonomischen Energieeinsatz und einem reibungslosen Bewegungsablauf. Ein wesentlicher Antrieb der europäischen Kultur ist mehr zu wollen und das Gefühl zuwenig zu haben. Daraus entwickeln sich einerseits kreative Fähigkeiten und andererseits Streß, weil für die Bewältigung eines Problems mehr Energie produziert wird als nötig, und diese muß wieder abgebaut werden.

12. WIE KANN MAN MIT QI UMGEHEN?

Qi sammeln – pflegen – vermehren

Wie kann man nun mit Qi umgehen? Machen es sich verschiedene Qi-Gong-Übungen zur Aufgabe, unterschiedliche Qi-Qualitäten zu kultivieren?

Meine Lehrer beantworteten mir diese Fragen so: Man kann alle Übungen, wie z. B. „Acht Schätze" oder „Kranich Qi Gong" oder „Taiji Qi Gong" als Bewegungsübungen machen, oder sie mit Qi ausführen. Wenn man mit Qi arbeitet, gilt es, drei wesentliche Übungsstufen zu beachten:

Man muß lernen, Qi zu sammeln, es zu verdichten und im „Unteren Dan Tien" zu bewahren. Deshalb ist es so wichtig, bei den Übungen immer wieder mit seiner inneren Aufmerksamkeit in den eigenen Mittelpunkt, das Dan Tien zu gelangen. Dadurch erreiche ich durch meine äußere und innere Haltung meine Mitte, ich bin ausgewogen, ausgeglichen, stabil. Durch längere Übung wird es mir immer leichter gelingen, diesen harmonischen Zustand im Moment zu erreichen. Das ist für viele Lebenslagen ein großer Vorteil, erleichtert einem Schauspieler seinen Auftritt, einem Sportler seinen Wettkampf, einem Schüler seine Prüfung usw.

Erst wenn mein Dan Tien voll ist mit Qi, kann ich beginnen, das gesammelte, wahrgenommene Qi mit meiner inneren Aufmerksamkeit an bestimmte Körperstellen zu lenken. Wo Qi nicht genügend vorhanden ist oder sich nicht ausbreiten kann, wo Verspannungen, Schmerz etc. herrschen, werde ich es sanft hinführen und Ordnung machen lassen. Wenn ich gesund bin und mich sportlich betätige, werde ich Qi dorthin führen, wo ich es momentan brauche, um eine besondere Leistung zu vollbringen. Das nennt man dann Qi pflegen, achtsam damit umgehen, wie eine kostbare Speise behandeln. Das ist die zweite Übungsstufe.

Die dritte dient dazu, Qi zu vermehren. Durch Übungen, sowohl im Körper als auch im Geist (Gedankenbilder, Visualisieren) Qi wachsen zu lassen, aus sich heraus und durch alle Elemente aufnehmen lernen. Je länger ich lerne, Qi aufzunehmen, desto mehr Qi-Energie steht mir zur Verfügung.

In dieser Reihenfolge lerne ich mit Qi umzugehen. Es ist wie mit so vielen Dingen im täglichen Leben. Erst wenn ich eine Tätigkeit längere Zeit ausführe oder übe, bekomme ich die nötige Routine und Perfektion. Qi fließt wie in einem Bewässerungssystem; erst muß das Reservoir voll mit Wasser sein, das ist die erste Stufe, bevor man das Wasser in die Kanäle leiten und den Körper und den Geist damit erfrischen kann. Wenn dieses Bewässerungssystem gut funktioniert, das ist die zweite Stufe, kann man sich umsehen, ob es nicht noch Möglichkeiten gibt, zu mehr Wasser zu kommen. Man kann nach neuen Quellen Ausschau halten oder die vorhandenen ausbauen. Diese dritte Übungsstufe erreicht man erst, nachdem man gelernt hat, sein vorhandenes Qi zu sammeln und zu lenken.

13. STRESSABBAU DURCH QI GONG

Wenn ein Mensch von sich sagt, er sei im Streß oder dauernd gestreßt, dann meint er meist damit, er hat von irgend etwas zuwenig. Zuwenig Zeit, um seine vielen Aufgaben gewissenhaft zu erfüllen, zuwenig Wissen und Kompetenz, um seinen Verpflichtungen nachzukommen, zuwenig Übersicht, um seine unterschiedlichen Tätigkeiten zu koordinieren. Er fühlt sich von seiner Umgebung, seiner Familie, auf seinem Arbeitsplatz oder von sich selbst unter erhöhten Leistungsdruck gesetzt und schließlich total überfordert, eben gestreßt.

Sehen wir einem Menschen, der unter Zeitdruck steht, weil er verschlafen hat, einmal bei seiner Tätigkeit zu. Er konnte sich keine Zeit mehr nehmen, seinen Tagesablauf zu planen, frühstückt im Stehen und erledigt alles in Windeseile und möglichst gleichzeitig. Wenn ihm auf Grund seiner Hektik kein größeres Unglück passiert, wird er gerade noch ziemlich erschöpft seinen Bus erreichen. Er hat seine gewohnten morgendlichen Tätigkeiten mit viel mehr Energieaufwand betrieben als sonst, weil er Angst hatte, zu spät zu kommen.

Angst war der Antrieb für den Menschen, ein Übermaß an Energie zu erzeugen. Dieser Energieüberfluß trieb ihn dazu, öfter hin und her zu laufen als gewöhnlich, vielleicht zu stolpern, auszuschütten, Dinge zu übersehen oder zu vergessen.

Dieses Zuviel an Energie, das aus Angst erzeugt wird, diese Situation nicht zu bewältigen, bringt den Menschen in Streß, denn diese Energie muß auch wieder abgebaut werden. Im Streß sein heißt, unter „Spannung" zu stehen, unter Anspannung, die zuviel erzeugte Energie bereitet uns Hochspannung. Streßabbau heißt, die überflüssig erzeugte Energie wieder abzubauen.

Jeder Mensch erzeugt in einer Situation soviel aktionsspezifische Energie, als er glaubt zu brauchen, nicht als er tatsächlich braucht. Die Betonung liegt auf glauben.

Machen wir einen Versuch und bitten wir einen Freund, einen Gegenstand, dem man nicht ansieht, wie schwer er ist, zu heben. Wir betonen dabei, daß wir ihn selbst kaum vom Platz bringen, so schwer sei er, und dann beobachten wir, was geschieht. Der Freund wird den Gegenstand heben und hat in Erwartung des großen Gewichtes eine große Menge an Energie aktiviert. Diese Energie wird seine Bewegung weit über das Ziel hinausschießen lassen, denn er muß sie loswerden. Die Betonung liegt auf müssen, er kann es sich nicht aussuchen, ob er will oder nicht.

Angst ist ein wesentlicher Grund, weshalb Menschen ein Zuviel an Energie bereitstellen, um in verschiedenen Situationen zu bestehen, aber es gibt noch viele Gründe. Ein mangelndes Selbstvertrauen, eine gewisse Mutlosigkeit, eine Unsicherheit im Ausführen oder Koordinieren seiner Tätigkeiten führen auch zu Streß. Auch Menschen, die zuviel wollen, an sich zu hohe Anforderungen stellen, bringen sich leicht in Streß.

Durch die Qi-Gong-Übungen gewinnt man eine persönliche Sicherheit, weil man lernt, seine eigenen Grenzen zu erforschen. Wo sind meine besonderen Fähigkeiten, was kann ich mir noch zumuten, was wird mir zuviel und warum? Mit dem Bewußtmachen meiner Stärken und Schwächen gewinne ich ein erhöhtes Maß an Ehrlichkeit mir selbst gegenüber. Wo Sicherheit und Gelassenheit in einer Persönlichkeit vorherrschen, haben Angst, Unsicherheit und mangelndes Selbstvertrauen ihren Platz verloren. Dann erzeugt der Mensch kein Zuviel an Energie, weil er sich in bestimmten Situationen nicht überfordert fühlt, und muß auch keine überschüßige Energie abbauen, das heißt, er kommt gar nicht in Streß.

14. DIE TAOISTISCHEN GESUNDHEITSÜBUNGEN

DIE GRUNDSTELLUNG ALS VORBEREITUNG AUF DIE
BEWEGUNG

Ich nehme mir ein bißchen Zeit für mich selbst, für meinen Körper. Ich übe diese Haltung zu meiner eigenen Freude und Erbauung. Ich bin danach gestärkt und zufrieden und habe den Eindruck, daß ich mir damit etwas Gutes tue, und ich leiste mir das. Mit dieser inneren Haltung beginne ich mit Qi Gong. Ich suche mir einen schönen Platz im Freien, in angenehmer Luft, wo kein Lärm mich aus meiner Stimmung reißt. Wenn ich diese Möglichkeiten nicht habe, stelle ich mich zum Fenster oder schließe die Augen und denke mich in eine schöne Gegend. Wenn ich die Augen wieder öffne, behalte ich dieses Bild.

Wer gelernt hat, in der Grundstellung richtig zu stehen, hat sich bereits einen großen Teil der Qi-Gong-Praxis erworben.

Ich stehe mit den *Füßen* in schulterbreitem Abstand mit der ganzen Fußsohle am Boden. Die Füße sind nicht einwärts und nicht auswärts gerichtet, kein einengendes Schuhwerk verkleinert den Freiraum der Zehen. Ich verlagere mein Gewicht auf Ballen und Zehen und achte auf dieses Gefühl; dabei bemerke ich, daß sich die Schienbeinmuskeln anspannen und die Wadenmuskulatur lockert. Dann verlagere ich mein Gewicht auf die Fersen und beachte den Unterschied. Jetzt wird sich die Wadenmuskulatur anspannen und die Schienbeinmuskulatur entspannen. Nun versuche ich, mein Gewicht gleichmäßig auf die ganze Fußsohle zu verteilen. Ich spüre bewußt den Boden unter meinen Sohlen, fühle mich in der Erde verwurzelt wie ein Baum. Dadurch wird mein Stand fest und stabil, ich kann mich vom Kopf an lockern.

Ich bewege meinen *Kopf* leicht nach allen Seiten und spüre der Stelle nach, wo er auf der Halswirbelsäule aufliegt. Ich versuche, meinen Kopf mit Leichtigkeit zu tragen, mit dem geringst möglichen Energieaufwand. Dazu ziehe ich das Kinn etwas an. Die Halswirbelsäule darf im Genick keinen Knick machen. Das kann ich mit der Hand kontrollieren. Dann ist der Bai Hui, die höchste Stelle des Kopfes, zum Himmel gerichtet. (Wenn man einen Faden vom Genick über den Kopf zur Nasenspitze legt und einen von einer Ohrspitze über den Kopf zur gegenüberliegenden Ohrspitze, liegt der Bai Hui genau am Kreuzungspunkt beider Fäden.)

Nun richte ich meine Achtsamkeit auf den *Schultergürtel*. Ich hebe die Schultern einmal, spüre der Anstrengung nach, wieviel Kraft das den Körper kostet, und lasse sie fallen, soweit, bis ich weder Kraft zum Halten noch zum Hinunterdrücken brauche. Wenn ich es für nötig halte, wiederhole ich diesen Vorgang, wobei ich beim Hochziehen der Schultern einatme und beim Fallenlassen ausatme, leicht ohne Druck.

Jetzt hängen die *Arme* locker am Schultergelenk, sie baumeln seitlich am Körper; Ellbogen, Handgelenk, Finger sind entspannt, die Handfläche ist dem Körper zugewendet. Ich drehe die Ellbogen ein wenig auswärts, das Handgelenk dreht sich mit, ohne selbst eine Bewegung auszuführen. Dabei achte ich auf meine Achselhöhle und merke, daß durch die Drehbewegung des Ellbogens ein Hohlraum in der Achsel entsteht.

Der *Rücken* im Bereich der Schulterblätter wird breiter und flach, wenn ich die Ellbogen nach auswärts drehe, dadurch kann Qi im Punkt Zhi Yang auf der Wirbelsäule in Höhe der Schulterblattspitzen hindurchfließen.

Nun richtet sich meine Aufmerksamkeit auf das *Becken*. Ich kann das Becken nach hinten kippen, dann entsteht ein Hohlkreuz; ich kann das Becken auch nach vorne kippen, ohne Bauch und Gesäßmuskeln anzuspannen, dann ist die Wirbelsäule gerade. Die Wirbelkörper ruhen einer auf dem anderen, die Bandscheiben zwischen den Wirbeln sind nicht abgedrückt. Ich kann mit meiner Hand die Stelle spüren, wo sich die Wirbelsäule verändert, wenn ich das Becken vorschiebe. Dort liegt der Punkt Ming Men (LG 4), „Lebenstor oder Pforte des Geschicks" genannt, und sein Name unterstreicht seine Bedeutung.

In dieser Haltung bleibe ich stehen und lockere nun meine *Knie* durch leichte Schüttelbewegungen. Ich bemerke, daß sich mein Becken wieder aufrichtet, wenn ich die Knie durchstrecke. Wenn ich die Knie etwas beuge, nur soviel, daß die Spannung in der Kniekehle weggeht, kann ich das Becken wieder vorschieben und die Wirbelsäule gerade halten. Deshalb bleiben die Knie leicht gebeugt, und Schienbein und Wade sind auch ohne Anspannung.

Die *Fußgelenke* kann ich durch einige Kreisbewegungen lockern und mein Gewicht wieder auf die ganze Fußsohle verteilen.

Wo ich Verspannungen im Körper verspüre, kann ich mit einigen Lockerungsbewegungen diese lösen und immer wieder die Stellung suchen, in der ich fast ohne Kraftaufwand entspannt und gelöst stehen kann. Dann fließt auch mein Atem gelassen und gleichmäßig dahin, und Ruhe breitet sich aus.

Wenn sich bei dieser ausgewogenen Haltung starke Verspannungen oder gar Schmerzen an bestimmten Körperteilen einstellen, sollte ich mir überlegen, warum Qi an diesen Stellen nicht richtig fließen kann. Ich werde meine Haltung nochmals von Kopf bis Fuß sanft korrigieren. Auf keinen Fall sollte man Schmerzen unbeachtet lassen, denn sie sind ein Warnsignal, das der Körper gibt. Es kann auch vorkommen, daß man erst durch die Qi-Gong-Übungen auf Beschwerden aufmerksam wird und sie dadurch auch früher einer Behandlung zuführen kann. In dieser

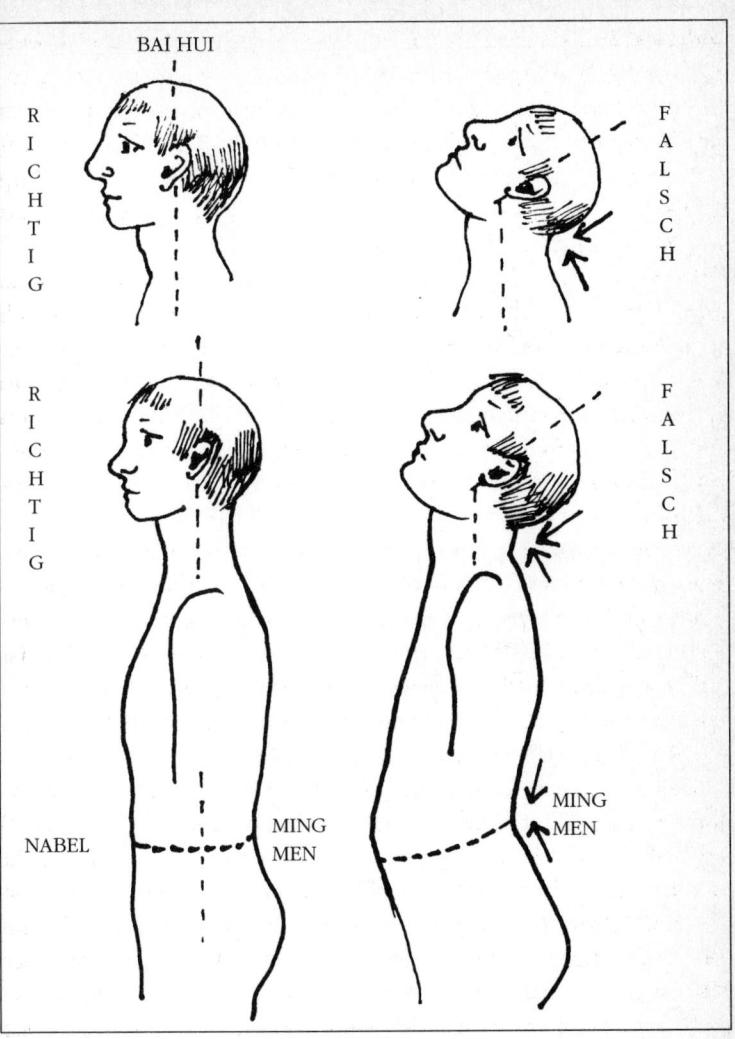

Die Grundstellung

ausgewogenen Haltung nehme ich durch die Einleitungsbewegung Kontakt mit meiner Umwelt auf.

DIE EINLEITUNGSBEWEGUNG

Ich stehe mit bequem geschlossenen Füßen in der Grundhaltung. Meine Arme hängen locker seitlich am Körper. Meine Aufmerksamkeit ist auf meine Handflächen gerichtet. Dort befindet sich der Akupunkturpunkt Lao Gong (KS 8, siehe Kreislaufmeridian). Meine Finger sind leicht geöffnet. Ich erwarte das Qi der Erde. Es ist überall spürbar, auch in einem Hochhaus oder durch eine Betondecke. Natürlich ist es auf der grünen Wiese intensiver.

Auch meine Fußsohlen öffnen sich für die Energie, die vom Boden kommt. Hier ist der Punkt Ni 1 „Yung Quan" besonders wichtig. Mit diesen vier Punkten nehme ich Kontakt zum Qi der Erde. Fast automatisch beginnen sich nun meine Hände und Arme seitlich am Körper zu heben. Wenn sie in Schulterhöhe sind, drehen sich die Hände, und die Handfläche ist dem Himmel zugekehrt. Das geschieht aber ohne Unterbrechung der Bewegung, nicht abrupt. Eigentlich läßt mein Fühlen die Hände drehen und sich dem Qi des Himmels zuwenden. Die Hände steigen weiter aufwärts, bis sie ober dem Kopf einander begegnen, Handfläche an Handfläche. Die Arme sind gestreckt, die Schultern bleiben locker. Zwischen den Handflächen ist etwas Platz, als würde ich Watte zusammendrücken. Meine Fingerspitzen reichen weit in den Himmel. Meine Fußsohlen heben sich vom Boden. Langsam senke ich meine Arme mit den wie zum Gebet leicht aneinander-

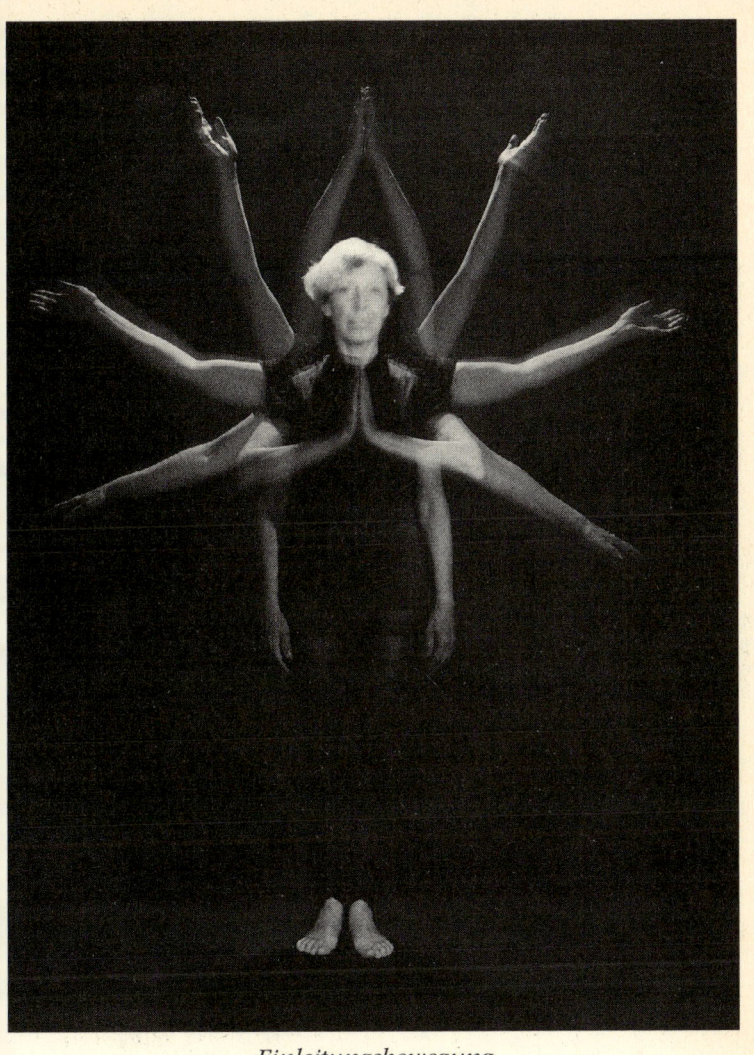

Einleitungsbewegung

gelegten Handflächen bis in Brusthöhe. Meine Ellbogen sind vom Körper weggerichtet. Ich ziehe gleichsam das Qi des Himmels zu mir herunter. In der Brustmitte, am Brustbein, befindet sich der Punkt Tan Dschong (KG 17), „Brustmitte", ein Vereinigungspunkt der Atmungsenergie. Hier atme ich 3mal ein und aus. Ich atme mit dem ganzen Körper, das ist nicht leicht zu beschreiben. Es ist, als ob jemand meine Ellbogen leicht auseinanderziehen und wieder loslassen würde. Nach diesen drei Atemzügen senken sich meine Arme und Hände wieder zur Seite, meine Fußsohlen sind am Boden.

Über das Lächeln

Immer wieder steht in Büchern: „Lächle bei den Qi-Gong-Übungen." Ich möchte sagen: „Warte geduldig, bis das Lächeln kommt." Denn lächeln heißt nicht ein aufgesetztes Grinsen oder ein bewußtes Hochziehen der Mundwinkel. Es ist das äußere Zeichen einer inneren Harmonie, das der Körper von selbst erzeugt, wenn man innerlich in diesen harmonischen Zustand kommt. Ich strebe diese innere Harmonie an und erwarte das Lächeln in meinem Gesicht.

Ähnlich ist es mit dem Atem. Alle Angaben zur Atmung sind Richtlinien, sollten aber keinesfalls erzwungen werden. Es ist besser, lange eine freie Atemführung beizubehalten, als sich mit Anweisungen zu quälen. Auch hier gilt das Qi-Gong-Prinzip: Alles mit dem geringst möglichen Energieaufwand tun, auch lernen.

Zum Abschluß jeder Übung mache ich eine Bewegung, die Qi wieder in das Dan Tien bringt und meinen Schwerpunkt an die richtige Stelle.

Ich schließe die Beine nicht zu eng, sondern bequem, und bringe meine Hände vor den Körper in Höhe des Dan Tien, Handflächen schauen zum Körper. Ich versuche, einen Energieball zwischen Dan Tien und den Händen zu spüren. Die Hände steigen an der Körpermitte empor, die Ellbogen heben sich mit, die Achselhöhle öffnet sich. Sind die Hände in Brusthöhe angekommen, streichen die Hände seitlich abwärts einem großen, imaginären Ball entlang und treffen sich wieder vor dem Dan Tien. Nun steigen die gefalteten Hände den Körper aufwärts, bis die Arme gestreckt sind. Währenddessen haben sich auch die Fersen gehoben, und ich stehe auf den Zehenspitzen. Während der ganzen Bewegung ist der Kopf gerade, das Kinn leicht angezogen, die Augen blicken gerade oder sind geschlossen. Nun ziehe ich meine gefalteten Hände mit den Armen wieder die Körpermitte herunter, die Ellbogen sind seitlich geöffnet. Beim weiteren Abwärtssenken der Hände gehen diese durch die seitlich weggestreckten Ellbogen automatisch auseinander, die Fersen berühren wieder den Boden, und Arme und Hände sind wieder seitlich am Körper.

Mit der Einleitungsbewegung beginne ich eine Übung, und mit der Qi-Sammelbewegung beende ich eine Übung. So besteht eigentlich jede Übung aus der Einleitungsbewegung, der Übung selbst und der Qi-Sammelbewegung. Mit der Grundstellung wird der Körper in eine Haltung gebracht, die Qi leicht fließen läßt. Mit der Einleitungsbewegung werde ich mit dem Qi der Erde und des

Himmels in Verbindung gebracht. Durch die Übung selbst übe ich meinen sichtbaren und meinen Qi-Körper. Durch die Qi-Sammel-bewegung bringe ich mein Qi von allen Richtungen in mein Dan Tien zurück.

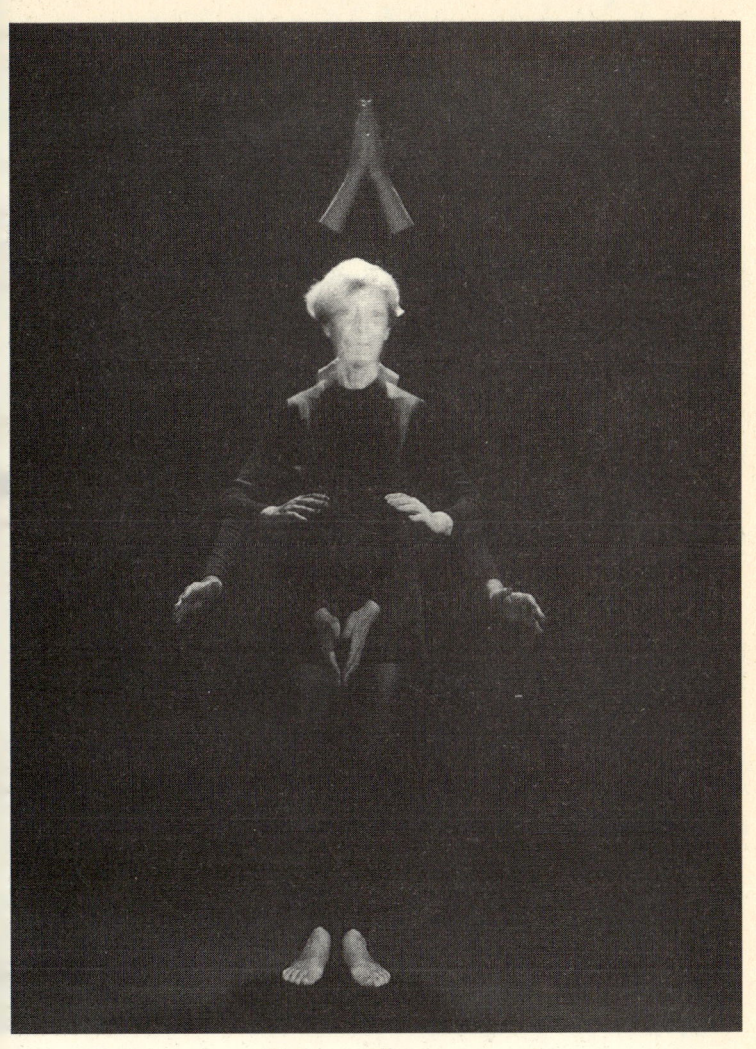

Qi-Sammelbewegung

1. ÜBUNG

Die Lebensquelle zum Fließen bringen oder den Frühling herbeiholen

Ich stehe in der Grundstellung, die Füße in schulterbreitem Abstand, die Arme und Hände hängen seitlich locker am Körper, ich schaue geradeaus, die Muskeln sind entspannt, mein Geist ist ruhig.

Ich achte auf meinen Atem. In langen, tiefen Atemzügen hole ich die Luft in meine Lungen, mache die Brust weit und hebe beim Einatmen die Fersen. Anfänger sollten nur durch die Nase ein- und ausatmen, um eine Hyperventilation zu vermeiden; später kann man Nase und Mund abwechseln und zu einer tieferen Bauchatmung übergehen. Beim Ausatmen die Bauchdecke sanft zurücksinken lassen, die Fersen senken und die Knie wieder leicht beugen. So atme ich gleichmäßig 16mal.

Nach einer kurzen Pause beginne ich in der gleichen Stellung mit einer Schüttelbewegung, die den ganzen Körper erfassen soll. Die Muskeln sind entspannt, der Körper bleibt aufrecht, Arme locker seitlich, Knie leicht gebeugt.

Wichtig ist, daß die ganze Fußsohle während des Schüttelns fest am Boden bleibt und das Kinn leicht angezogen.

Diese Schüttelbewegung ist kein Ausbeuteln, kein Hin- und Herwackeln, es ist eine Auf- und Abbewegung, so als würde man auf zwei Sprungfedern stehen, die, beginnend mit kleinen Stößen, immer heftiger den Körper in Bewegung setzen, bis alle Körperteile davon erfaßt sind. Alle Körperöffnungen erweitern sich. Bei Frauen ist die Vulva leicht geöffnet, bei Männern schwingen die Hoden mit dem Schütteln. Wenn man das Schütteln in allen Orga-

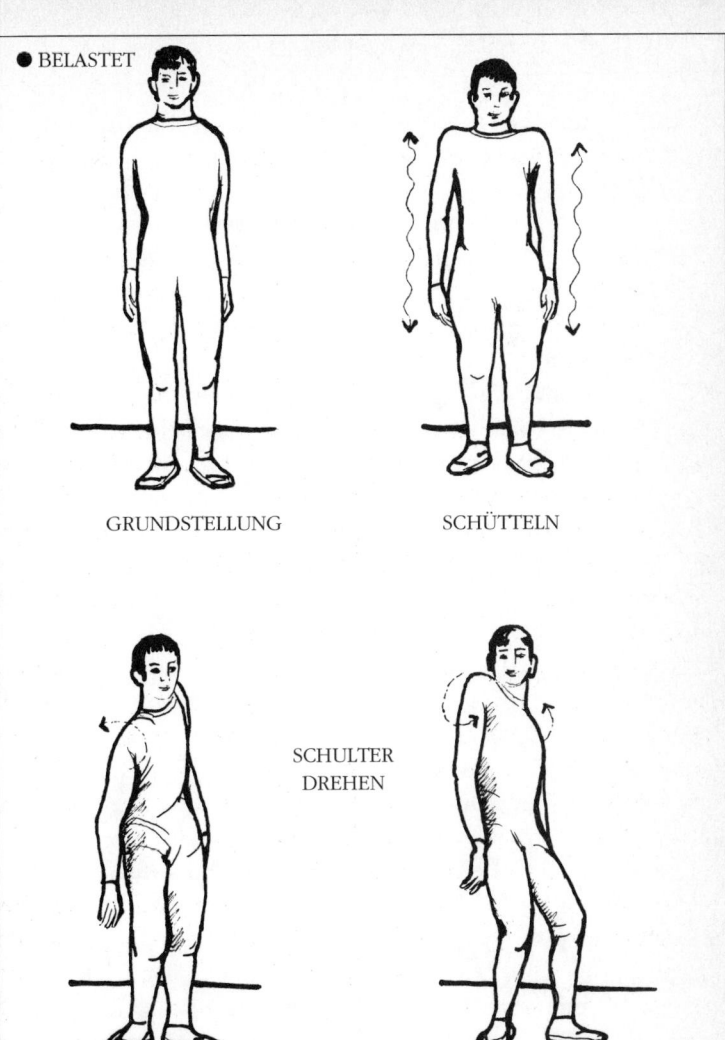

● BELASTET

GRUNDSTELLUNG

SCHÜTTELN

SCHULTER
DREHEN

71

nen bis zu den Zähnen hin spürt, ist das wirkungsvoll. So wie das Schütteln leicht begonnen hat, lasse ich es wieder sanft ausklingen. Ich schüttle ungefähr eine Minute lang (etwa 164mal).

Ich begleite diese Bewegung mit der Vorstellung, daß abgelagertes, verbrauchtes Qi aus dem Körper ausgestoßen wird, durch alle Körperöffnungen und durch jede Pore der Haut.

Nach dem Schütteln stehe ich wieder in der Grundstellung, die Arme hängen seitlich am Körper, der Atem fließt natürlich.

Ich lenke meine Aufmerksamkeit auf die Schultern und beginne, die Schultergelenke abwechselnd zu drehen.

Die linke Schulter macht eine Vorwärts-, Aufwärts-, Rückwärts- und Abwärtsbewegung. Wenn die linke Schulter eine Vorwärtsbewegung macht, beginnt die rechte Schulter eine Rückwärts-, Abwärts-, Vorwärts-, Aufwärtsbewegung, also auch einen vollen Kreis. Ich benütze meinen Oberkörper, um die Schultern zu drehen, und die Schultern bringen Bewegung in die Arme. Jedesmal, wenn ich die Schulter senke, denke ich mir diesen Arm ganz lang, als würden die Fingerspitzen den Boden berühren, und das Gewicht verlagert sich größtenteils auf diesen Fuß. Wenn sich mein Körper an diese Bewegung gewöhnt hat, kann ich die Kreisbewegung immer runder und größer ausführen.

Diese Bewegung stärkt die Vitalität und ist die Basis für die Wirksamkeit der folgenden Bewegungen. Zwischen den sich drehenden Schultern werden Qi und Atem wie zwischen zwei Mühlsteinen gemahlen, was den Energie- und Blutkreislauf stimuliert. Die Beweglichkeit des Schultergelenkes wird erhöht, und der Qi-Durchfluß wird in den drei Yin-Meridianen Lunge, Kreislauf und Herz und den drei Yang-Meridianen Dickdarm, Dreifach Erwärmer und Dünndarm des Oberkörpers angeregt. Der Atem paßt sich der Bewegung an. Alle inneren Organe im Oberkörper werden durch die Bewegung stimuliert, und die frische Atemluft wird besser genützt und die verbrauchte besser ausgestoßen. Dann kann ich dem Klang des Atems zuhören, wie er meine Lungenflügel füllt und wieder entweicht.

Anfänger sollten dies Bewegung, wenn möglich, drei Minuten, 2mal am Tag machen oder 16mal.

2. ÜBUNG

Vitale Energie anregen

Bevor ich mit dieser Übung beginne, mache ich die Einleitungsbewegung. Wer nicht viel Zeit hat und möglichst alle Übungen machen möchte, kann die Einleitungsbewegung und die Qi-Sammelbewegung zwischen den einzelnen Übungen auch weglassen. Aber zu Beginn und am Ende der ganzen Übungsreihe muß man sie unbedingt ausführen. Wer sie auch zwischen jeder Übung macht, kann mit Fortschreiten der Übungen bemerken, um wieviel sicherer sein Stand auf den Zehenspitzen wird.

Nach der Einleitungsbewegung mache ich einen kleinen Schritt zur Seite und stehe in der Grundstellung; die Füße sind in schulterbreitem Abstand, Gewicht auf beiden Beinen.

Nun beginnt die Übung:

Die Hände machen mit den Armen seitlich am Körper eine Kreisbewegung. Wenn eine Hand etwas über Kopfhöhe ist, Ellbogen nicht durchgestreckt, ist die andere Hand etwas unter Hüfthöhe. Hände und Arme bewegen sich ohne Stillstand.

Ich beginne mit der linken Hand, Handfläche zum Himmel, Finger leicht geöffnet, hebe sie vor dem Körper in Brusthöhe, weiter Schulterhöhe, die Augen blicken auf die Hand, die sich hebt (Fig. 1–3), in Kopfhöhe drehe ich die Hand im Handgelenk und streiche mit Handrücken zum Himmel in einem sanften Bogen abwärts zur Hüfte. Währenddessen hat auch die rechte Hand sich gehoben und ist bereits in Kopfhöhe (Fig. 4–5). Meine Arme kreisen wie die Flügel einer Windmühle in einer leichten Brise (Fig. 6). Beim Heben der linken Hand beginnt der linke Fuß mit einem Bogenschritt: Gewicht von links nach rechts verlagern,

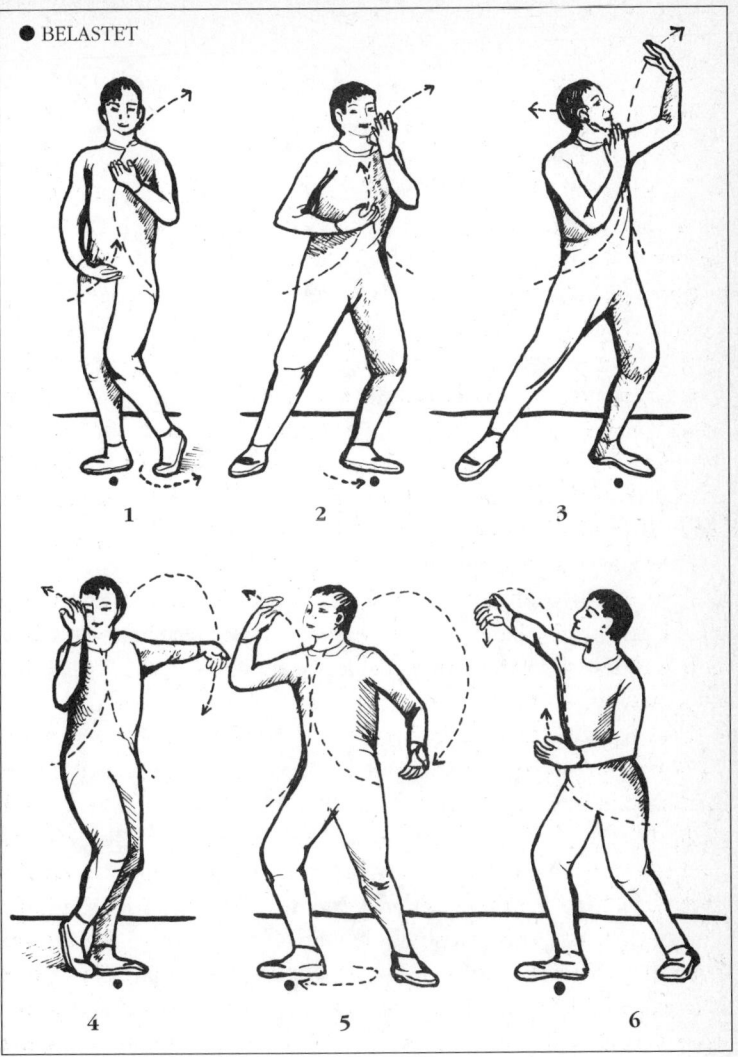

● BELASTET

1   2   3

4   5   6

linken Fuß zum rechten heranziehen und vorwärts-seitlich nieder-
stellen, Knie leicht gebeugt, Gewicht ist nun nach links verlagert,
Schultern und Becken haben sich mit Hand und Fuß der Bewegung folgend etwas nach links gedreht. Bei dieser Fußstellung ist
die linke Hand über Kopfhöhe, die rechte Hand mit Handrücken
zum Boden in Hüfthöhe, rechter Fuß hat die Ferse vom Boden
gehoben und geringfügig auswärts gedreht (Fig. 7–9). Die Oberschenkel sind etwas zusammengedrückt, so daß sich die Scham-
zone etwas gepreßt anfühlt. Nun beginnt der rechte Fuß mit dem
Bogenschritt, die rechte Hand beginnt sich zu heben, die linke
Hand zu senken.

Wichtig ist beim Bogenschritt, daß ich das Gewicht erst dann
auf den Fuß verlagere, der den Schritt macht, wenn bereits der
ganze Fuß am Boden aufgesetzt hat; vergleichbar mit einem Gefühl, als ginge man über brüchiges Eis und muß erst abtasten, ob
man fest auftreten kann.

Der natürlichen Armbewegung folgend, atme ich beim Heben
der Arme ein und beim Senken aus; das Blut fließt kraftvoller
durch die Arme. Die Bewegung steigert die Elastizität von Muskeln und Bändern, die Beweglichkeit der Gelenke wird gefördert,
Qi kann besser in den drei Yin- und Yang-Meridianen der Hand
fließen. So werden Störungen im Kopf, Nacken, Hals, Schulterbereich abgebaut oder verhindert. Sie wirkt vorbeugend gegen
Kreuzschmerzen, Schulter- und Hüftgelenksschmerzen.

Das Geheimnis der Bewegung liegt im leichten Zusammendrücken der Oberschenkel beim Bogenschritt. Dadurch wird das
Nieren-Yin, das Empfängnis und Zeugungskraft hervorbringt, angeregt und gestärkt. Deshalb sollten Schwangere und Frauen
während der Menstruation diese Bewegung nicht machen.

Zum Erlernen der Übung ist es vorteilhaft, die Bewegung von
Händen und Füßen gesondert auszuführen; wenn man einen lie-

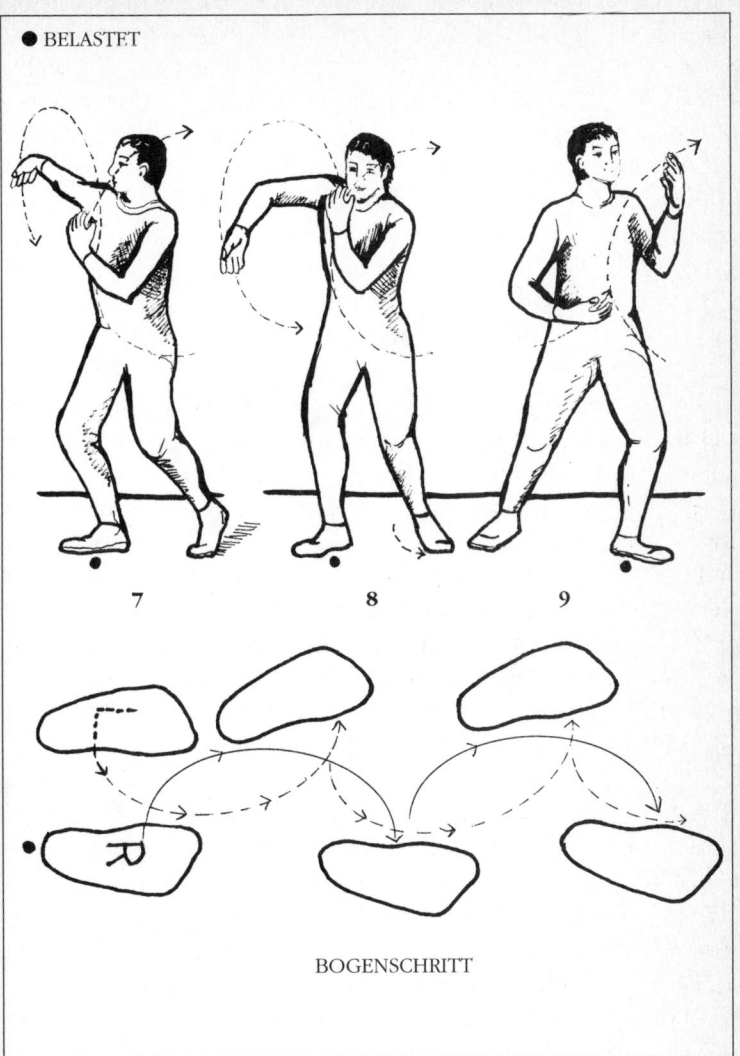

● BELASTET

7 8 9

BOGENSCHRITT

ben Menschen findet, der die Textschritte vorliest, ist das auch eine Erleichterung.

Ich kann diese Übung mit der Qi-Sammelbewegung beenden, dann wieder die Einleitungsbewegung machen und zur nächsten übergehen.

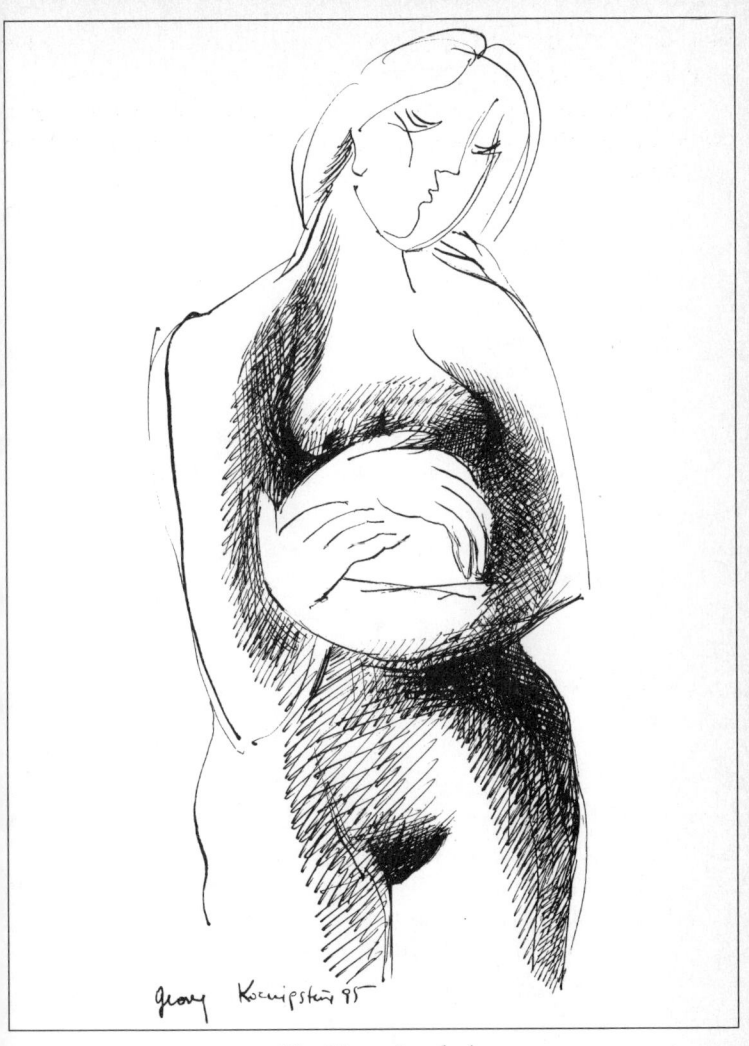

Yin-Yang-Symbol

Mit den Händen das Yin-Yangsymbol bewegen

Jede Hand beschreibt seitlich-schräg vor dem Körper dieses Symbol, erst den großen Kreis und dann die S-Linie von unten nach oben.

Ich stehe in der Grundstellung, die Füße in schulterbreitem Abstand. Beide Hände heben sich bis Schulterhöhe, Handflächen zur Erde, Knie leicht gebeugt.

Die linke Hand bewegt sich weiter aufwärts, bis sie sich oberhalb des Kopfes befindet. Handfläche schaut zum Kopf (Fig. 1).

Die rechte Hand bewegt sich abwärts nach rechts und seitlich etwas rückwärts in einem Bogen (Fig. 2).

Der Rumpf dreht sich 45° nach links, ich belaste den linken Fuß, Knie gebeugt, rechtes Knie leicht gebeugt, Oberkörper ist aufrecht (Fig 2).

Dann bewege ich die rechte Hand, um das Diagramm in die Luft zu zeichnen, auf der rechten Seite des Körpers. Ich bewege sie von rechts unten vorwärts und aufwärts, erreiche die höchste Stelle über Kopfhöhe, drehe die Handfläche erdwärts und umschreibe einen vollen Kreis rückwärts abwärts (Fig. 3–4). Am tiefsten Punkt des Kreises beginnt die Aufwärtsbewegung, eingeschrieben in den imaginären Kreis. Sobald die rechte Hand das S vollendet hat, ist sie am höchsten Punkt des Kreises seitlich rechts vom Kopf angekommen. Sie bewegt sich abwärts und vorwärts, um einen anderen Kreis auszuführen, während das Gewicht vom linken Fuß auf den rechten Fuß verlagert wird. Das rechte Knie beugt sich dadurch, das linke Knie ist nur leicht gebeugt (Fig. 6, 7).

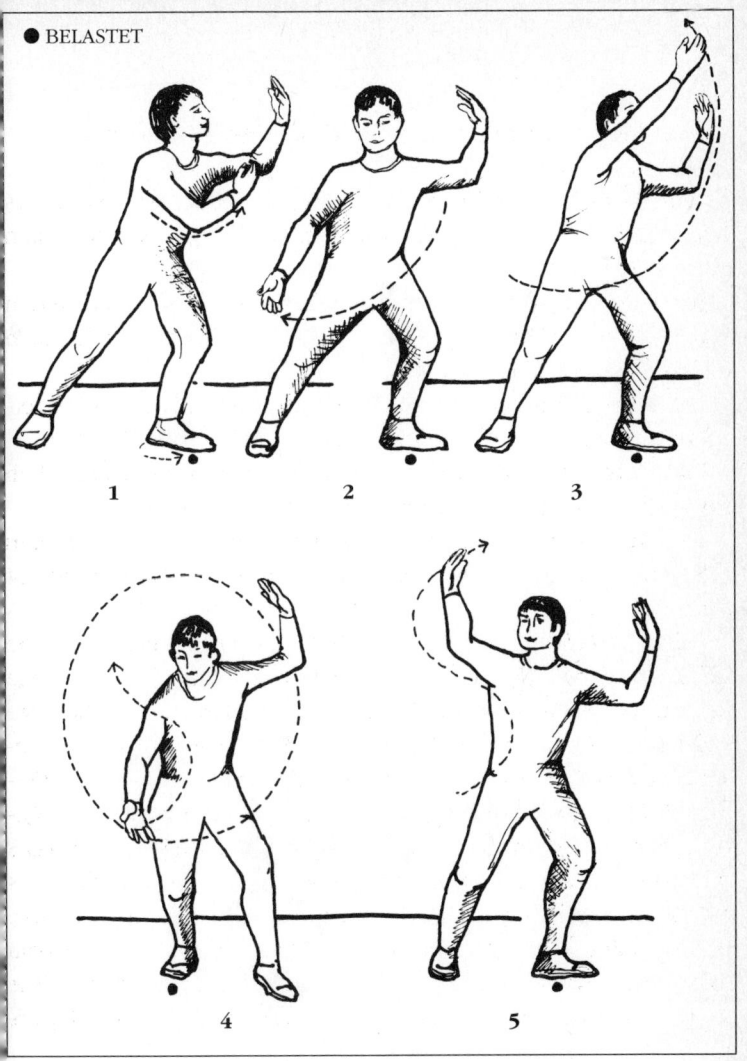

1

2

3

4

5

Die rechte Hand hat ohne Unterbrechung die Kreisbewegung vollendet und die Stelle oberhalb des Kopfes erreicht, die linke Hand hat sich abwärts zur linken Hüfte bewegt (Fig. 7), und beschreibt nun das Diagramm zur linken Seite auf die gleiche Art und Weise, nur seitenverkehrt (Fig. 8, 9).

Hat die linke Hand ihre Zeichnung vollendet und wieder den Punkt oberhalb des Kopfes erreicht, bewegt sich die rechte Hand von oberhalb des Kopfes abwärts, gleichzeitig verlagere ich das Gewicht vom rechten Fuß auf den linken, linkes Knie gebeugt, rechtes Knie leicht gebeugt, und so beginnt die Wiederholung der Bewegung.

Während der ganzen Bewegung stehen die Beine fest am Boden, beim Wechseln der Hände verlagere ich das Körpergewicht, ich bemühe mich, das S möglichst exakt auszuführen. Wenn sich beide Arme gleichmäßig, simultan bewegen, kommen auch der Körper und die Atmung in koordinierte, weiche Bewegungen.

Schultern, Schulterblätter und Nacken werden beweglich. Qi kann besser den Kopf versorgen, Aufmerksamkeit und Gedächtnis werden gesteigert und die Koordination beider Gehirnhälften wird gefördert.

Nun folgt wieder die Qi-Sammelbewegung.

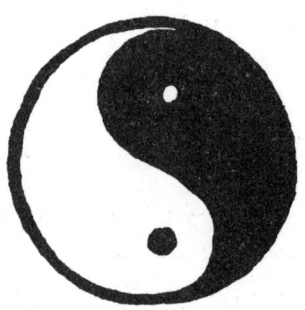

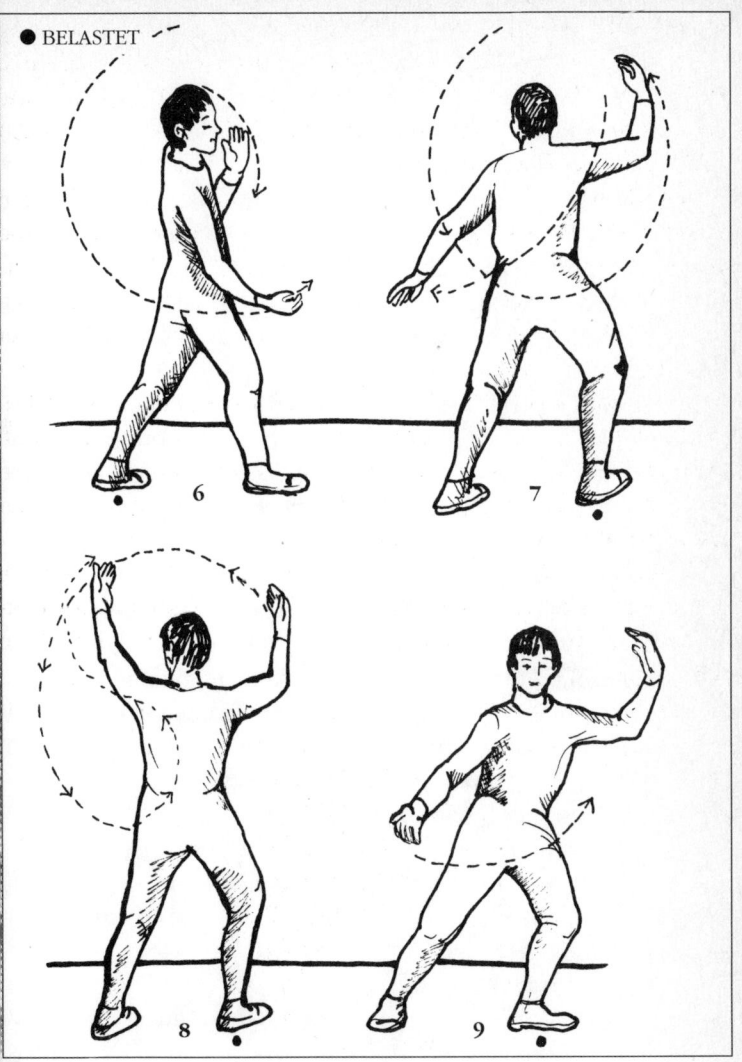

4. ÜBUNG

Flug des Riesenvogels oder horizontale Kreise

Die Bewegung sieht aus, als würde ich mit beiden Händen und den Augen den Flug eines großen Vogels nachzeichnen, der vor mir seine Schleifen zieht in Form einer liegenden Acht.

Nach der Einleitungsbewegung mache ich einen Schritt zur Seite und nehme die Grundstellung ein, Füße schulterbreit, Knie leicht gebeugt, und atme ruhig.

Meine Hände heben sich vor dem Körper, Handfläche zur Erde, linke Hand dreht sich und senkt sich unter die rechte Hand, als ob ein ca. 30 cm großer Ball dazwischen wäre. Die Finger sind leicht geöffnet (Fig. 1). Mein Körpergewicht verlagert sich auf den linken Fuß, Schultern und Becken drehen sich der Handbewegung folgend nach links (Fig. 2).

Beide Handflächen sind einander gegenüber und zeichnen eine liegende Acht vor dem Körper in die Luft. Auf der linken Seite ist die linke Hand oben, Gewicht am linken Fuß; wenn die Hände direkt vor dem Köper sind, wechseln die Handflächen ihre Position (Fig. 3). Im weiteren kommt die rechte Hand nach oben. Dann ist auch das Körpergewicht nach rechts verlagert, Schultern und Becken sind nach rechts gedreht (Fig.4).

Die Arme sollten so weit wie möglich zur Seite reichen, um die liegende Acht so groß es geht zu machen. Die Augen gehen mit den Händen, die sich gleichmäßig und fließend bewegen.

Beim Aufwärtsbewegen der Hände atme ich ein, beim Abwärtsbewegen atme ich aus.

Die Anzahl der Bewegungen kann 16 sein, auch mehr oder weniger nach Kondition des Übenden.

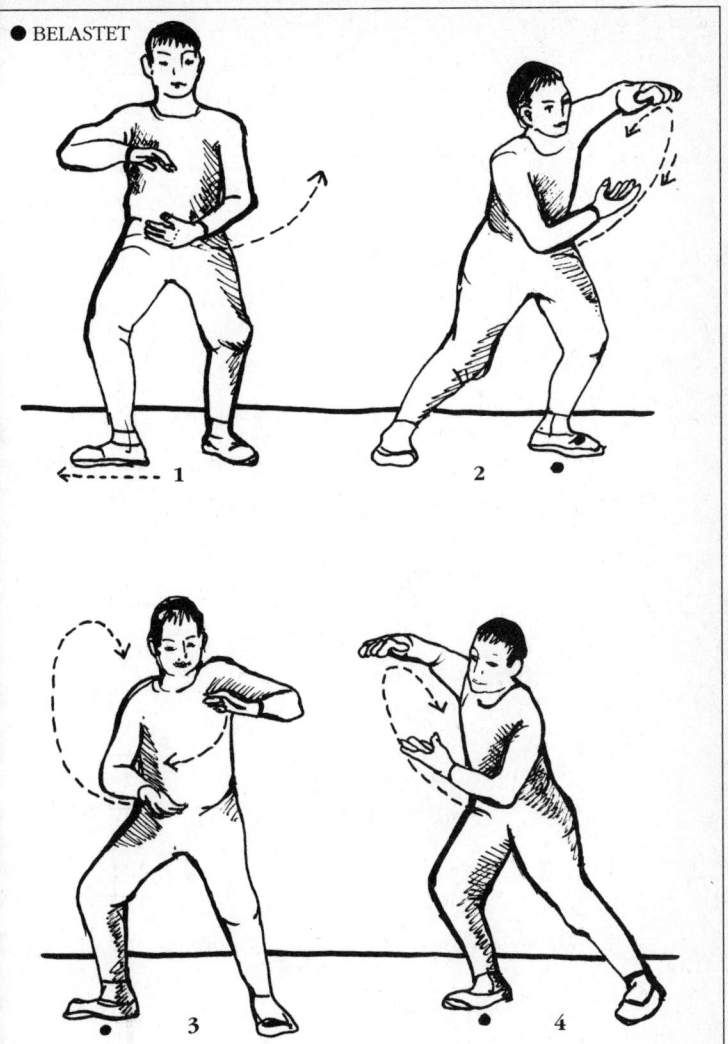

Zum besseren Verständnis der Bewegung habe ich anfangs einen Ball, ein dickes Buch oder einen Polster mit beiden Händen gehalten; das vermittelte mir das Gefühl, welche Hand trägt, schiebt und hält. Dann bleibt auch der Abstand zwischen beiden Händen konstant, und man muß nicht nachdenken, welche Hand oben ist und welche unten. Ich kann die liegende Acht in zwei Bewegungsrichtungen vor meinem Körper machen. Ob ich beide mache oder mir eine aussuche, hängt von meiner Vorliebe ab. Wesentlich ist nur, den aufsteigenden Teil der Bewegung zu betonen. Deshalb ist die Vorstellung, einen Vogel zwischen den Händen zu halten und dessen Flug mit den Händen zu begleiten, sehr passend.

Wenn ich später mit meiner Vorstellung arbeite, bewege ich Qi genauso vor meinem Körper; ich spüre es in der tragenden Hand, leicht in der anderen, und vor dem Körper halten es beide Hände. Ich stelle mir vor, daß diese Energiekugel mein Dan Tien berührt, besonders am Punkt Qi Hai (KG 6), „Atemmeer" oder „Meer der Energie" benannt.

Das Strecken, Biegen und Drehen des Oberkörpers und die Bewegung der Arme und Hände stimulieren den Qi-Fluß in den Yin-Meridianen Herz, Kreislauf und Lunge und in den Yang-Meridianen Dünndarm, Dreifach Erwärmer und Dickdarm und ist hilfreich bei Beschwerden im Kopf-, Nacken-, Schulter- und Halsbereich und wirkt vorbeugend gegen Schmerzen in Hüfte und Lendenwirbelsäule.

Diese Bewegung ist besoders geeignet als Begleitung bei Gewichtsabnahme, um eine schöne Figur zu bekommen, auch nach der Geburt eines Kindes die gedehnten Rippen und die Taille wieder zu formen.

Ich schließe die Übung mit der Abschlußbewegung.

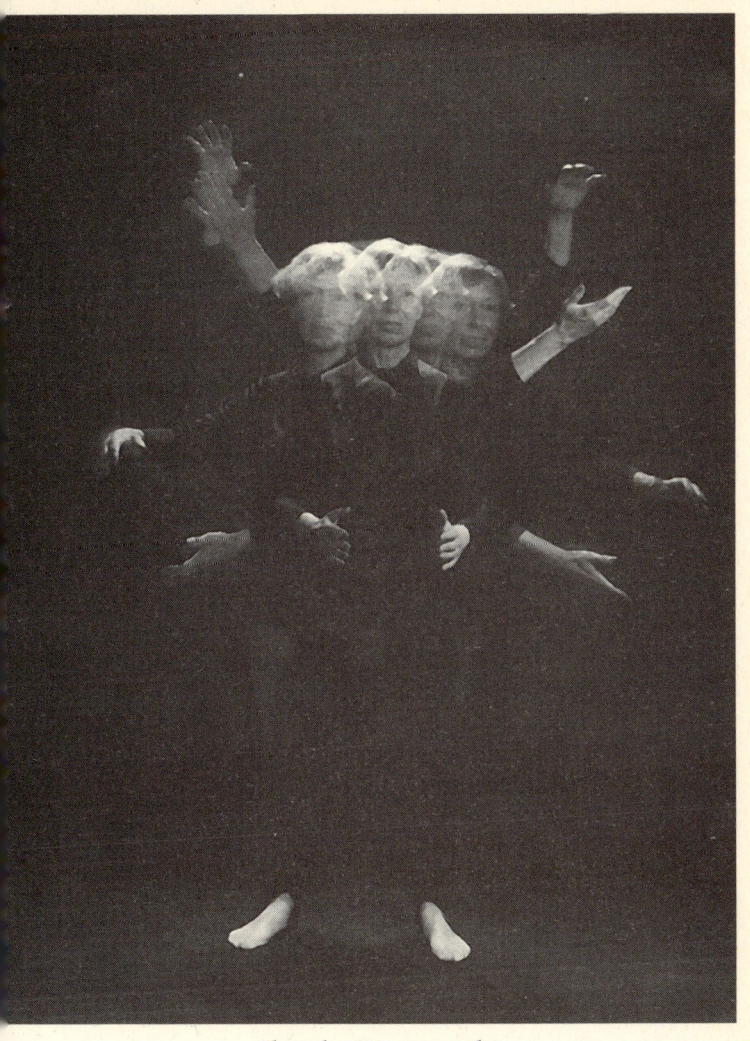

„*Flug des Riesenvogels*"

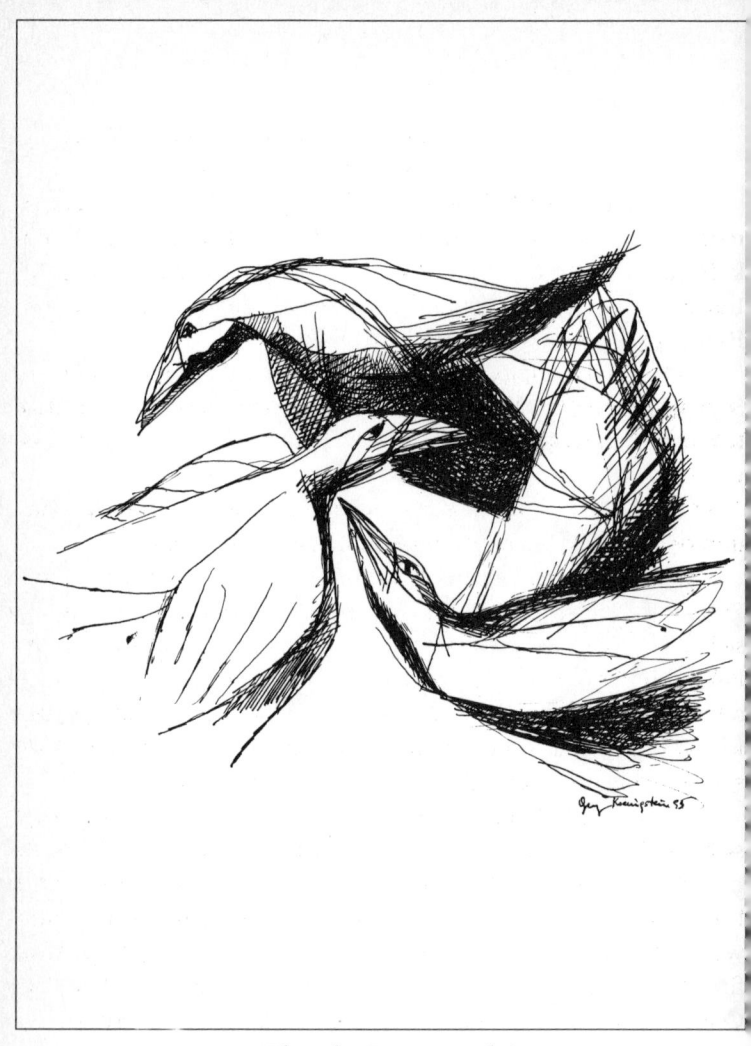

„Flug des Riesenvogels"

5. ÜBUNG

Die Schildkröte zieht ihren Kopf ein oder vielfache Kreise

Diese Bewegung hat ihren Namen von der Schildkröte bekommen, weil die gekrümmten Schultern wie der Panzer einer Schildkröte aussehen und das Hinausstrecken und Hineinziehen des Halses die Kopfbewegung einer Schildkröte nachahmen. Die Hände und Arme bewegen sich in Kreisen.

Nach der Einleitungsbewegung mache ich einen Schritt zur Seite und stehe in der Grundstellung. Ich hebe die Arme vor dem Körper, als würden sie auf dem Wasser treiben, Ellbogen auswärts.

Die linke Hand macht einen Halbkreis abwärts zum Dan Tien und dreht die Handfläche, als ob man einen Ball halten würde.

Das Körpergewicht verlagert sich nach rechts, so daß der linke Fuß einen Schritt machen kann. Oberkörper und Becken drehen sich leicht nach links vorwärts, und der linke Fuß macht einen halben Schritt vorwärts, wird belastet und das Knie gebeugt, rechter Fuß gestreckt, ganze Fußsohle am Boden. Gleichzeitig strecke ich den linken Arm seitlich links bis Augenhöhe, die rechte Hand senkt sich zur rechten Hüfte, Handfläche zum Boden (Fig. 1).

Nun ziehe ich den linken Arm zurück (währenddessen bewegt sich die linke Schulter in einer Drehbewegung aufwärts, rückwärts und abwärts), beuge ihn nahe an die linke Rumpfseite, die rechte Hand macht von der Hüfte einen Halbkreis vorwärts, aufwärts, wobei die Drehbewegung diesmal im rechten Schultergelenk stattfindet, und nimmt die gleiche Stellung ein wie der linke Arm. Der Oberkörper lehnt sich zurück, Bauch eingezogen, der Rücken ist gekrümmt, und der Hals ist zwischen die Schultern zurückgeholt

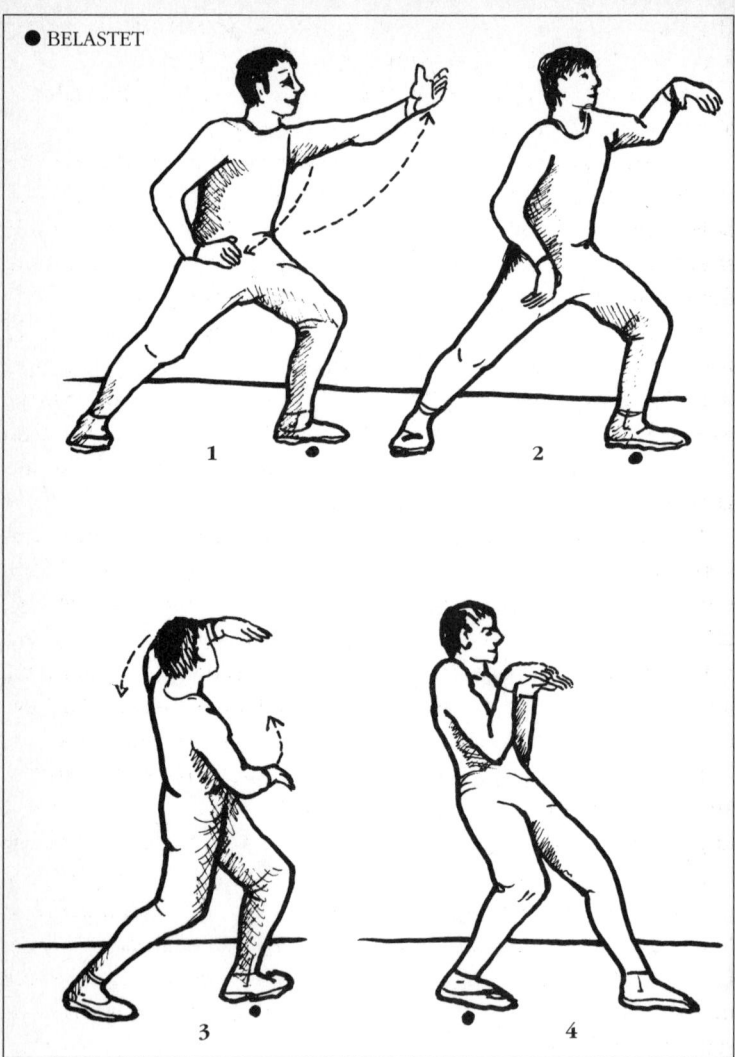

● BELASTET

(Fig. 2, 4). In dieser Stellung mache ich mit beiden Schultergelenken einen Kreis, rückwärts, abwärts, vorwärts (Fig. 5).

Nun machen meine Hände einen großen Kreis vor dem Körper abwärts, dann vorwärts, dann aufwärts (Fig. 6, 7, 8).

Die Arme ziehen sich wieder zurück; in dieser Stellung werden die Schultergelenke einmal in die Gegenrichtung gedreht, das heißt vorwärts, abwärts, rückwärts, aufwärts, die beiden Hände strecken sich vor (Fig. 9), dann abwärts, berühren fast den Boden, der Rücken ist gebeugt, der linke Fuß belastet (Fig. 10).

Der Körper richtet sich auf, der Oberkörper lehnt sich zurück, dadurch kommt das Gewicht auf den rechten Fuß (Fig. 11, 12), die Hände in Ballhaltung, linke Hand oben, rechte Hand unten. Nun verlagere ich das Gewicht wieder auf den linken Fuß, und der rechte Fuß kann einen Schritt vorwärts machen. Die Bewegung wiederholt sich seitenverkehrt.

Während die Hände ihre Kreise drehen, folgen Kopf und Nakken sanft der Handbewegung; Schultern, Nacken und Taille schwingen mit in dieser Bewegung, ich atme sanft, langsam und gleichmäßig. Die Übung lockert die Muskeln der Arme, Beine, Taille und des Beckens. Die Schulter-, Ellbogen- und Handkreise fördern nicht nur die Beweglichkeit der Gelenke, auch der Qi-Fluß in den Lungenflügeln und die Blutzirkulation werden angeregt.

Das Hineinziehen und Hinausstrecken des Halses übt Gefäße, Muskeln und Nervenstränge im sensiblen Nacken und Hinterkopfbereich; auch die Arm-, Bein- und Bauchmuskeln werden beansprucht, und der Fettleibigkeit wird entgegengewirkt.

Die Chinesen sagen, ein Hund atmet schnell und kurz mit dem Mund, er lebt nicht lange im Verhältnis zu einem Menschenleben. Eine Schildkröte atmet mit dem Hals, sie wird sehr alt, älter als die meisten Menschen. Deshalb ist die Bewegung der Schildkröte entstanden. Ich beende die Bewegung mit der Qi-Sammelbewegung.

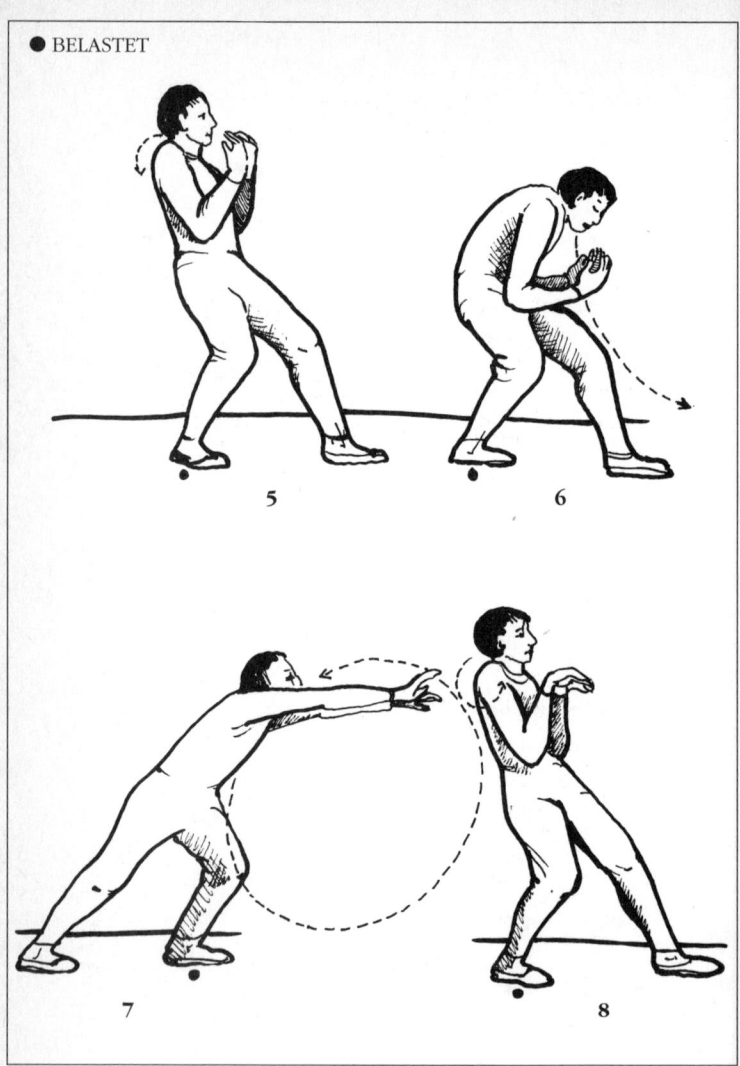

● BELASTET

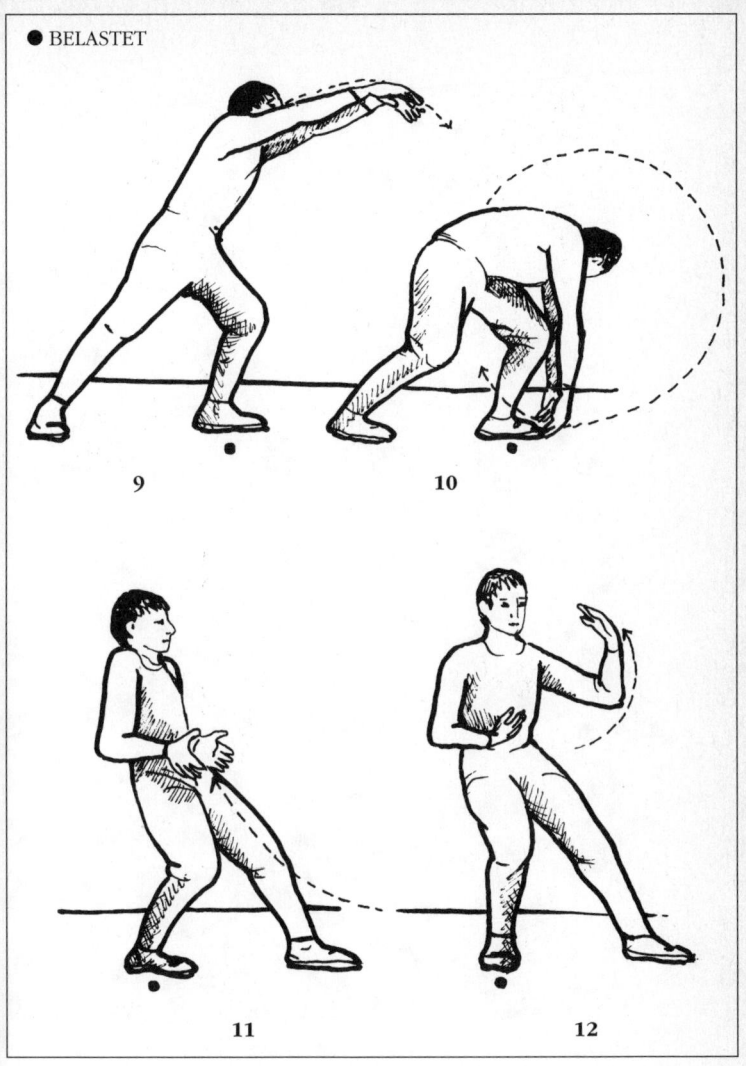

9

10

11

12

93

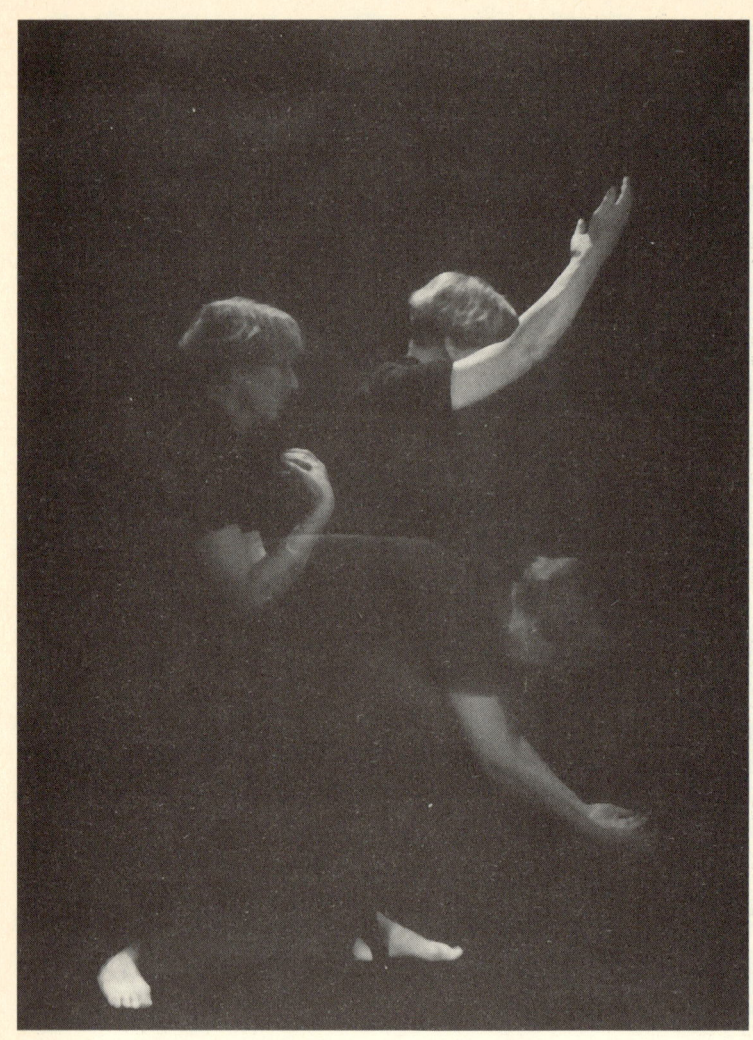

„Die Schildkröte zieht ihren Kopf ein"

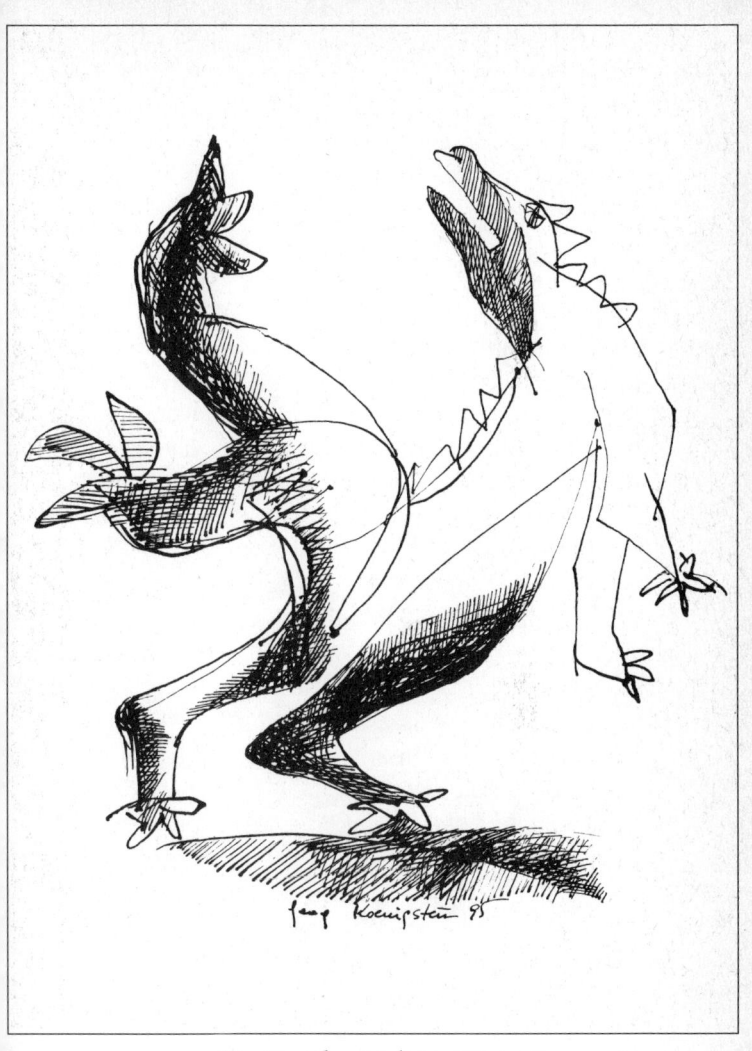

„Ein Drache spielt im Wasser"

6.ÜBUNG

Ein Drache spielt im Wasser oder dreifache Kreise

Die Bewegung sieht aus, als würde sich ein Drache mit seinem Schwanz spielerisch im Wasser bewegen. Die aufeinandergelegten Hände zeichnen drei Kreise vor dem Körper, vom Kopf abwärts bis zu den Knien und wieder zurück.

Nach der Einleitungsbewegung stehe ich in der Grundstellung, aber etwas enger als sonst. Oberschenkel, Füße und Knöchel berühren einander. Das Körpergewicht liegt auf den Fußballen. Die Finger sind geschlossen, Arme hängen seitlich am Körper, das Kinn ist leicht angezogen. Meine Vorstellung geht in eine Zeit, als es dem Körper leichtfiel, sich jugendlich und spielerisch zu bewegen.

Die Hände werden vor der Brust gefaltet und bewegen sich mit den Armen nach links; dabei kommt die rechte Hand ober die linke, und die rechte Hüfte schwingt nach rechts (Fig. 1, 2). Bei der ganzen Bewegung macht die Hüfte – und dadurch auch die Knie – eine Gegenbewegung zu den Händen.

Die Hände beschreiben mit zusammengefalteten Handflächen links, aufwärts, über dem Kopf, rechts abwärts bis Schulterhöhe einen Kreis, wobei die linke Hand am Ende des Kreisbogens ober die rechte Hand kommt, Fingerspitzen vom Körper weg gerichtet (Fig. 3, 4).

Während die Hände diesen Kreisbogen beschreiben, schwingen die Hüften von rechts nach links, die Knie sind leicht gebeugt und gehen mit der Hüftbewegung.

Damit ist der erste Kreis über dem Kopf umschrieben. Nun folgt die Hälfte des zweiten Kreises zwischen Brust und Taille.

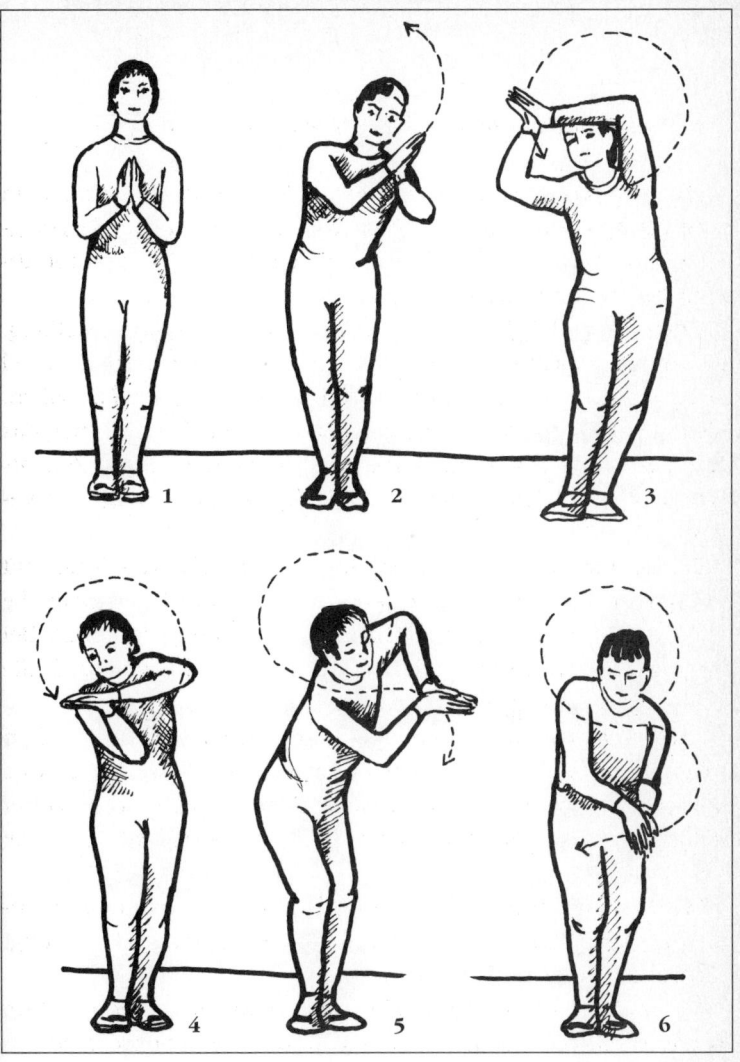

Von der rechten Schulterhöhe bewegen sich die Hände vor dem Körper nach links (während die Hüfte einen Schwung nach rechts macht); die Fingerspitzen auswärts, senken sich die Hände an der linken Körperseite abwärts, in Höhe der Taille ist die rechte Hand oben. Die Hände gleiten vor dem Körper nach rechts, die Hüfte schwingt nach links, die Knie beugen sich tiefer, und der Schwerpunkt des Körpers sinkt (Fig. 5, 6).

Der dritte Kreis beginnt mit der Abwärtsbewegung der Hände von rechts bis in Kniehöhe, linke Hand auf rechter Hand, die Fingerspitzen zeigen zum Boden, die Knie sind am stärksten gebeugt (Fig. 7, 8). Die Hände bewegen sich nach links aufwärts und zur Mitte, dann ist der tiefste Kreis vollendet, die linke Hand liegt immer noch auf der rechten.

Nun schließen die Hände mit einem Halbkreis aufwärts auf der rechten Seite den mittleren Kreis, wobei die rechte Hand wieder oben zu liegen kommt (Fig. 10–11). Wenn die Hände rechts sind, ist die Hüfte links; der Schwerpunkt hebt sich mit dem Aufrichten des Körpers. Danach haben die gefalteten Hände (der Kopf des Drachens) die drei Kreise geschlossen, und die Hüften sind 6mal hin und her geschwungen.

Mit Fig. 12 beginnt die Bewegung aufs neue, oder ich schließe sie, indem ich die Hände in einem Halbkreis links aufwärts über Kopfhöhe bringe, Fersen vom Boden abgehoben, und dann vor der Mitte die Hände bis Brusthöhe senke und weiter seitlich neben den Körper bringe.

Die Kreise sollen gleichmäßig, möglichst exakt sein, die Augen folgen den Händen, der Atem fließt ungezwungen mit der Bewegung. Die Hüften und Knie schwingen im Rhythmus der Drachenschlange; der Schwerpunkt des Körpers senkt sich mit dem Abwärtsgleiten der Hände und hebt sich mit dem Aufsteigen, so als würde sich ein Drache ins Wasser stürzen und wieder auftau-

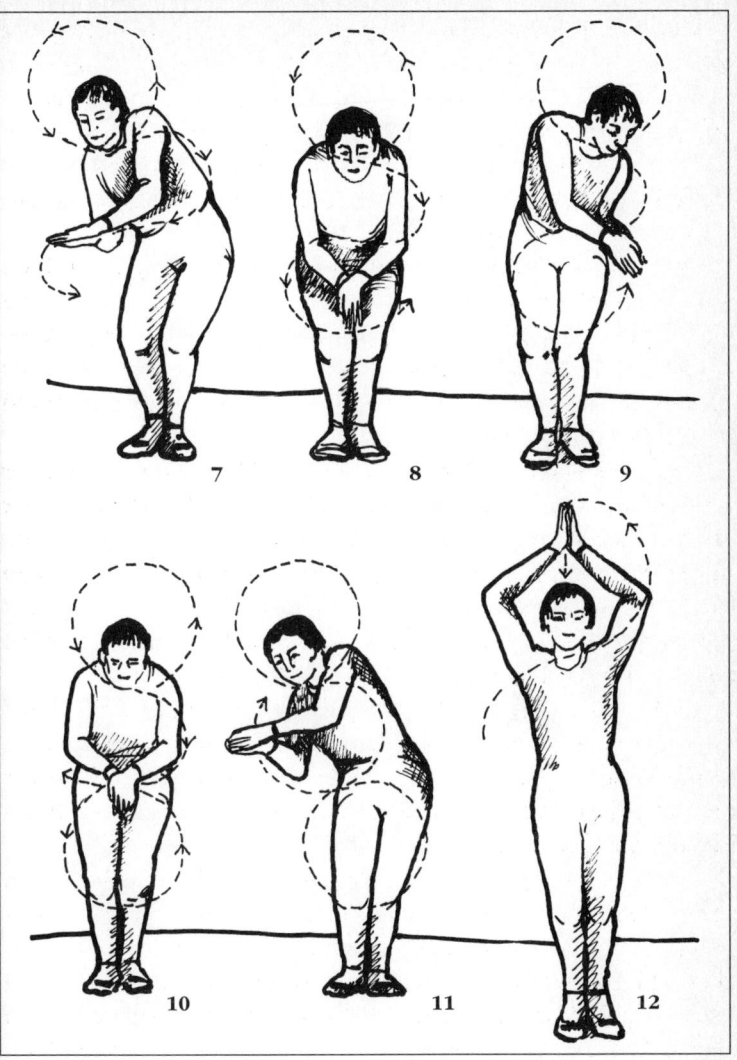

chen in spielerischem Vergnügen. Je tiefer der Schwerpunkt mit den gebeugten Knien sinkt, desto höher kann ich dann aufstehen und auch die Fersen heben. Das Senken und Heben des Schwerpunktes läßt ein bewußtes Körpergefühl aufkommen.

Die Muskeln von Rumpf und Rücken werden bei dieser Übung besonders gefordert, das Nierensystem wird gestärkt, Fettablagerungen an der Taille und Hüfte haben keine Chance. Die Bewegung erhält das Rückgrat biegsam und stark, übt viele Muskeln im Körper und macht geschmeidig.

Besonders Geübte können die Bewegung auch so ausführen, daß Gesicht und Hüfte sich nach einer Seite richten und so eine Gegenbewegung zu den Händen machen. Aber Vorsicht vor Verrenkungen, die Bewegungen nie mit angespannter Kraft ausführen. Bei einem Hüftschwung nach rechts schaut das Gesicht auch nach rechts, die Hände sind nach links gerichtet. So wird zusätzlich die Nackenmuskulatur und noch mehr die Koordination zwischen rechter und linker Gehirnhälfte beansprucht.

Die Qi-Sammelbewegung bringt Qi wieder zur Ruhe und in das Dan Tien zurück.

7. ÜBUNG

Schwimmen wie ein Frosch oder kleine Kreise

In alten chinesischen Sagen wird von einem goldenen Frosch berichtet, dem die Fähigkeit des Wahrsagens gegeben war.

In dieser Übung ahmt man die Bewegung dieses Tieres nach – kleine Kreise, wie Schwimmbewegungen vor dem Körper, und lenkt seine Aufmerksamkeit auf die Beweglichkeit des Froschhalses beim Quaken.

Nach der Einleitungsbewegung stehe ich in der Grundstellung, die Beine etwas enger aneinander, so daß die Knöchel sich berühren. Die Finger sind geschlossen, die Arme liegen an der Seite an, das Kinn ist angezogen.

Die Arme heben die Hände bis in Brusthöhe mit den Handflächen zur Erde, die Ellbogen auswärts, etwa eine Handbreit Abstand zwischen beiden Händen (Fig. 1).

Ich beuge die Knie, Bauch und Nacken sind eingezogen, der Körper kommt in eine kauernde Haltung, die Fersen sind leicht angehoben, und das Gewicht ist mehr auf den Vorfuß verlagert; die Stellung ist ähnlich der Haltung eines Frosches, der halb aus dem Wasser herausschaut und auf dem Sprung ist, eine Fliege zu fangen (Fig. 2).

Nun mache ich ein Tempo mit den Händen – wie beim Brustschwimmen. Ich strecke die Hände vorwärts in Brusthöhe (Fig. 3), drücke sie seitwärts, auswärts und ziehe sie wieder zur Brust zurück, eine Handbreit Abstand zwischen beiden Händen (Fig. 4).

Während des Handkreisens strecken sich die Beine, der Brustkasten weitet sich, der Hals wird lang, die Wirbelsäule streckt sich vom Steißbein bis zum Kopf, das Kinn hebt sich.

Wenn die Hände wieder seitlich in Brusthöhe zurückkommen, hebe ich die Fersen vom Boden.

Die Handbewegungen mache ich in zwei Richtungen: In der Mitte weg vom Körper strecken, seitlich zurückführen und den umgekehrten Weg, seitlich den Kreisbogen weg vom Körper und in der Mitte zurück (Fig. 5, 6). Jede Richtung 8mal oder öfter.

Diese Übung ist auch von Menschen, die nach längerer Krankheit schwach sind, leicht auszuführen. Gesunde machen möglichst große Kreise, wodurch die Glieder biegsamer werden, die Speckfalten in der Taille bekämpft werden und die Brust schön wird. Hineinziehen und Herausstrecken des Halses beugen einem steifen Genick, dem Zittern des Kopfes und der Hände vor und regen die Schilddrüsenfunktion an.

Mit der Qi-Sammelbewegung und mit der Einleitungsbewegung gehe ich zur nächsten Übung.

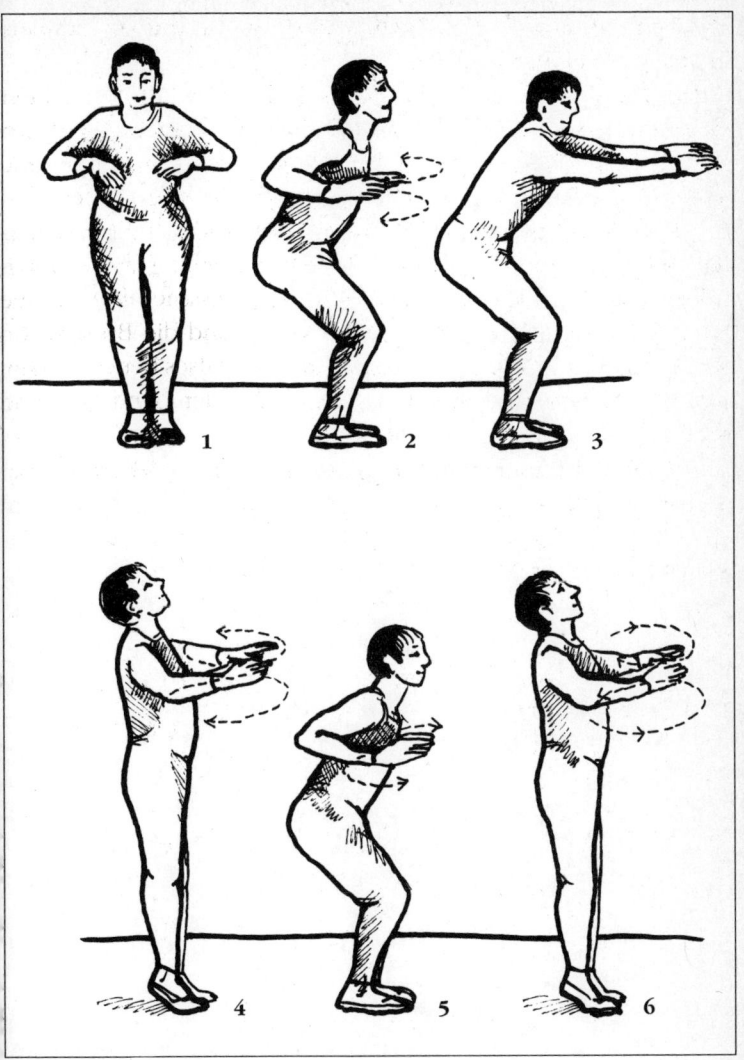

8. ÜBUNG

Himmelskreise

Bei dieser Bewegung beschreiben die Hände, mit den Handflächen zum Himmel gerichtet, einen großen, unsichtbaren Kreis oberhalb des Kopfes in den Himmel.

Ich stehe in der Grundstellung, die Füße in schulterbreitem Abstand, die Arme hängen seitlich locker, die Finger sind leicht geschlossen.

Ich hebe die Arme mit den Handflächen erdwärts in Brusthöhe (Fig. 1) und weiter auf natürliche Art etwas hinter den Kopf; die Handteller sind zum Himmel gerichtet, aber nicht gespannt. Ich stelle mir vor, daß ich mit dem Lao Gong (KS 8) Kontakt mit dem Qi des Himmels bekomme. Der Oberkörper ist leicht nach rückwärts geneigt (Fig. 2); nun überlasse ich mich der Kreisbewegung der Arme und schwinge mit den Hüften mit. Wenn die Arme links vom Körper sind, ist die rechte Hüfte auswärts gerichtet und umgekehrt; so machen auch die Hüften eine Kreisbewegung, und ich benütze diese Bewegung, um die Arme schwingen zu lassen (Fig. 3). Ein Teil des Gewichtes verlagert sich im natürlichen Rhythmus von einem Bein auf das andere.

Die Augen folgen der Handbewegung, und der Kopf folgt der Armbewegung, aber meine gedankliche Aufmerksamkeit ist auf die Drehbewegung der Hüfte gerichtet, die die Armbewegung lenkt.

Die Beine sind nicht durchgestreckt, sondern etwas gebeugt. Ich mache die Bewegung 4mal im Uhrzeigersinn und 4mal dagegen. Wer leicht schwindlig wird, wechselt öfter die Richtung.

Die Bewegung stärkt die Lungen, das Herz und die Nieren-

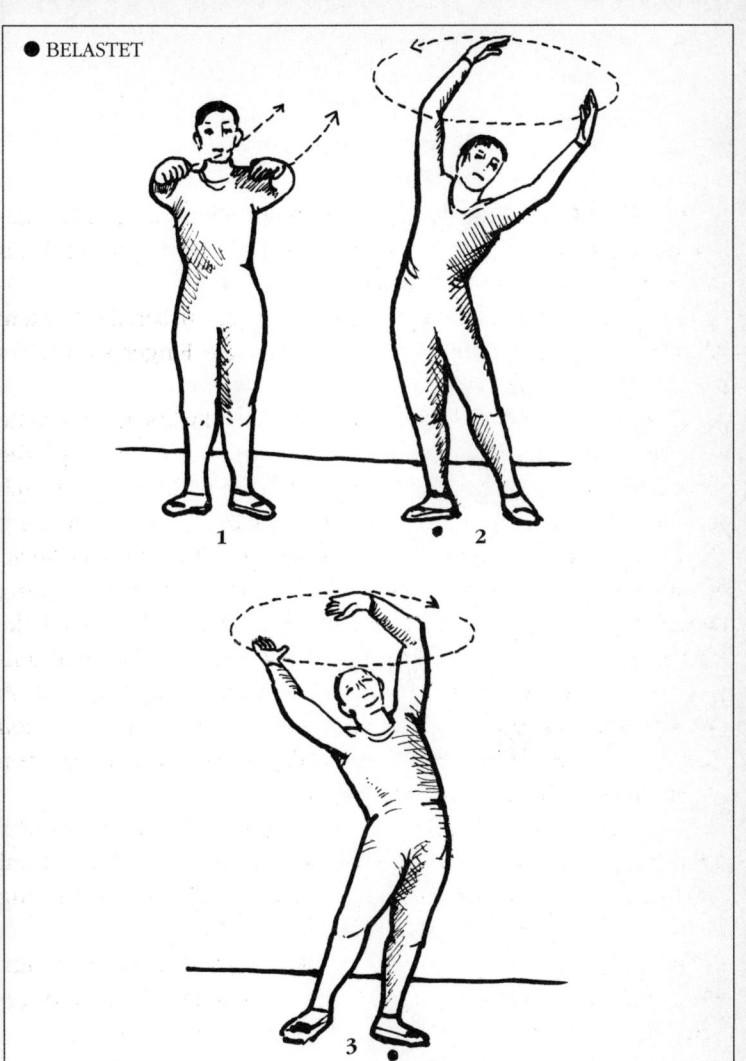

funktion, beugt einem krummen Rücken und Schwindel vor. Sie hilft, eine schöne Brust zu erhalten.

Man sollte bei den Himmelskreisen besonders auf die persönliche Kondition Rücksicht nehmen und erst mit kleinen Kreisen beginnen. Das Vor- und Zurücklehnen des Oberkörpers sollte gleich weit geschehen, damit die Kreise möglichst gleichmäßig erscheinen.

Wichtig ist, daß die Füße in tiefer Beziehung zur Erde bleiben, während die Hände sich strecken und weit in den Himmel hinein-reichen. Die Schultern bleiben locker und entspannt. Ich bleibe in meiner Mitte und achte auf die Kreisbewegungen des Beckens.

Nach der Qi-Sammelbewegung und der Einleitungsbewegung folgt die nächste Übung.

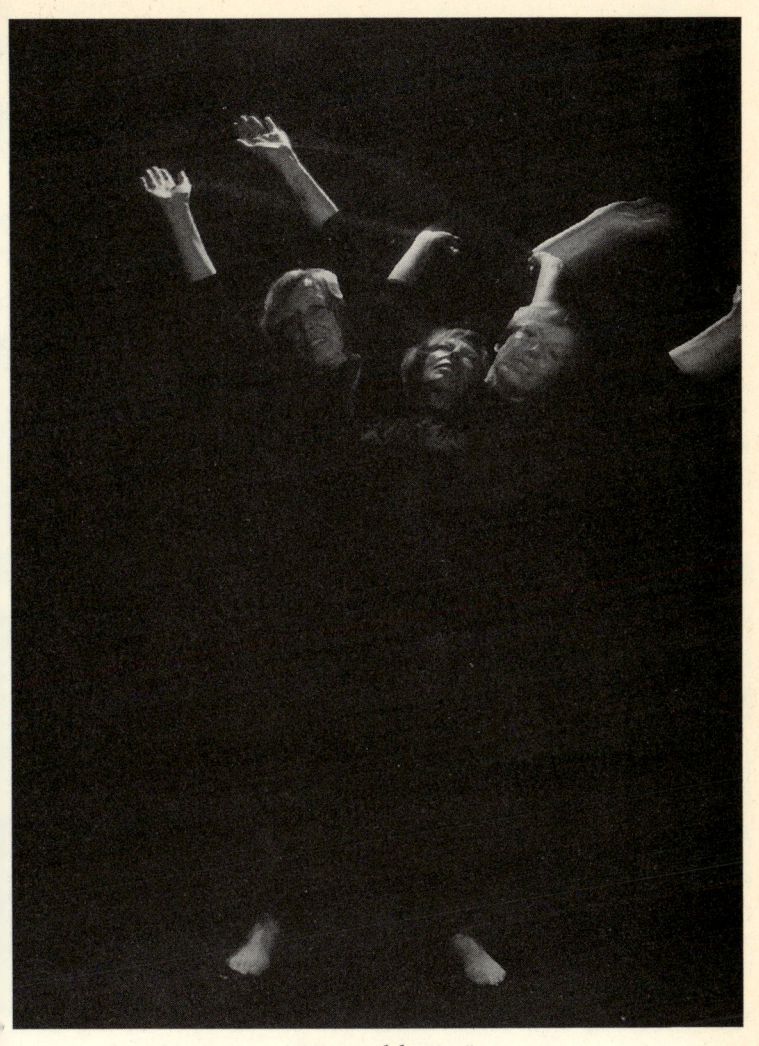

„Himmelskreise"

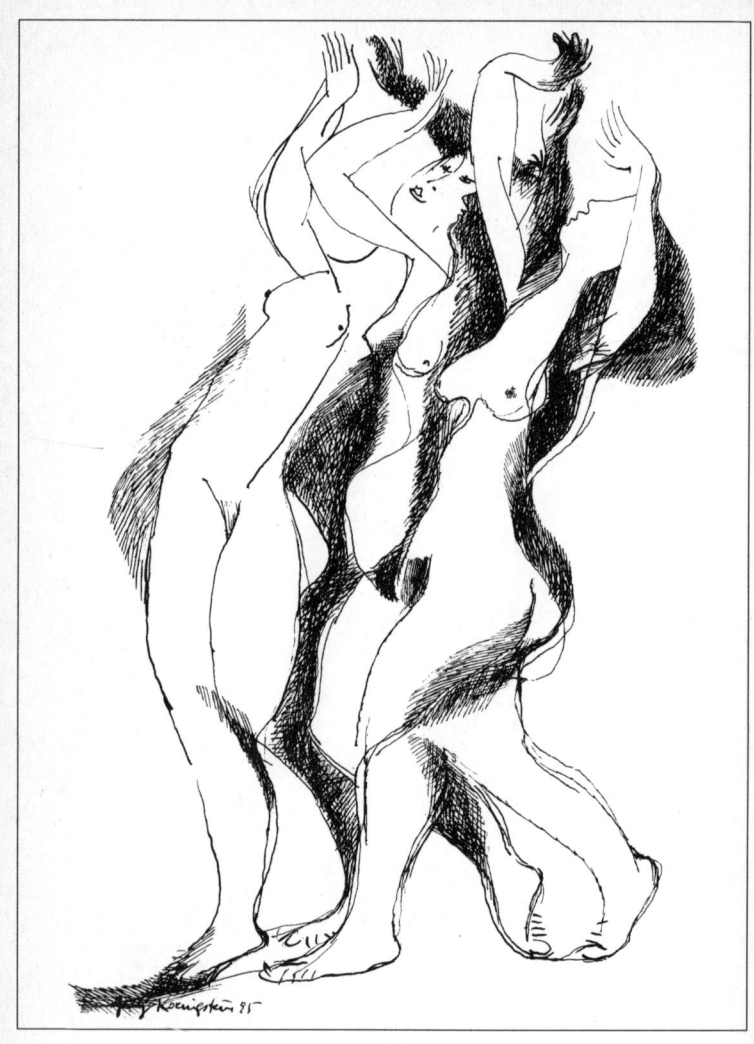

„Himmelskreise"

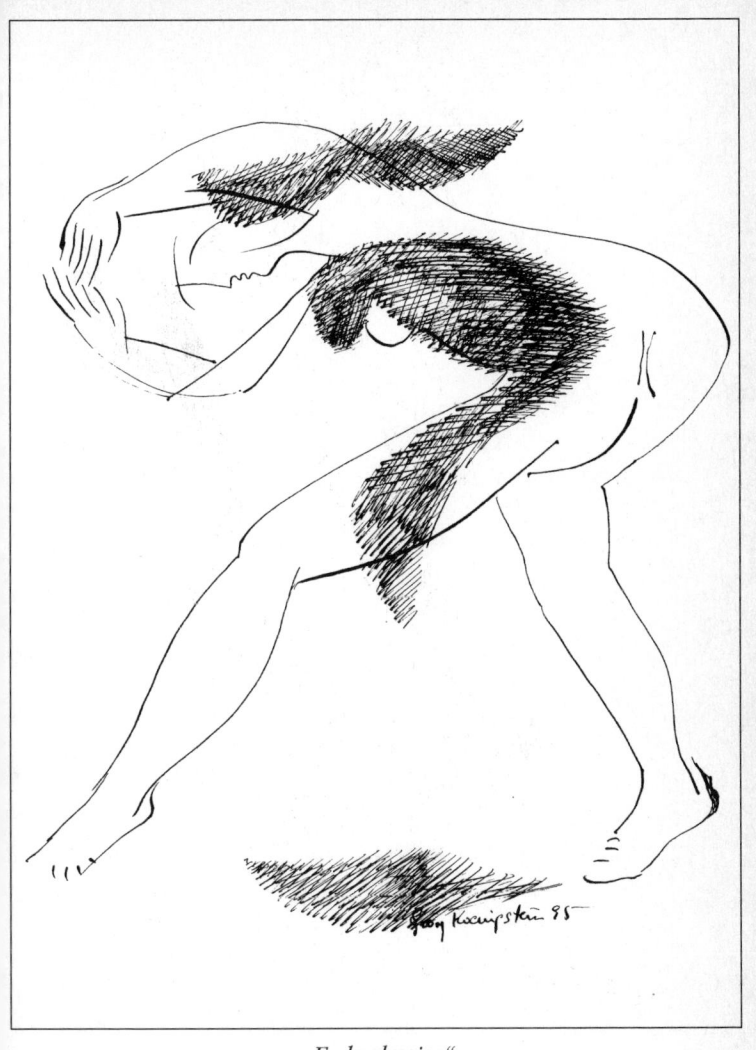

„Erdenkreise"

9. ÜBUNG

Erdenkreise

In Abwandlung der Himmelskreise sind diese Kreisbewegungen vor dem Körper in Höhe der Taille ausgeführt.

Ich stehe wieder in Grundstellung, Füße in schulterbreitem Abstand, und hebe die Hände mit den Handflächen zum Boden bis in Brusthöhe (Fig. 1). Ich drehe den Körper leicht nach links und strecke die Arme und Hände rechts auswärts. Gleichzeitig mache ich mit dem linken Fuß einen halben Schritt schräg links und belaste den linken Fuß, Knie leicht gebeugt (Fig. 2). Die Hände machen vor dem Körper eine horizontale Kreisbewegung gegen den Uhrzeiger. Wenn sie links sind und vor den Körper kommen, ist der rechte Fuß belastet, der Körper hat sich von links vorne nach rechts hinten geneigt (Fig. 3).

Ich atme beim Schritt und beim Wegschieben der Hände aus und beim Zurückziehen der Hände ein. Gleichzeitig damit geht meine Vorstellung. Ich schiebe mit den Händen und dem Ausatmen Qi weg von mir und hole mit dem Einatmen und dem Zurückholen der Hände neues Qi in mein Dan Tien zurück. Wenn ich meine Hände vor meinen Körper bringe, stelle ich mir vor, daß sich das Herangeholte Qi mit dem Qi meines Dan Tien verbindet. So atmet auch mein Zentrum mit.

Das abwechselnde Belasten der Beine ist kein Hin- und Herwackeln; ich fühle im belasteten Fuß, wie sich die Fußsohle und der Akupunkturpunkt Yung Chuan (Ni 1), „Sprudelnde Quelle", öffnet und sich mit dem Qi der Erde verbindet. So beginnen sich Hände, Beine und Körper im Rhythmus von Atem und Qi zu bewegen.

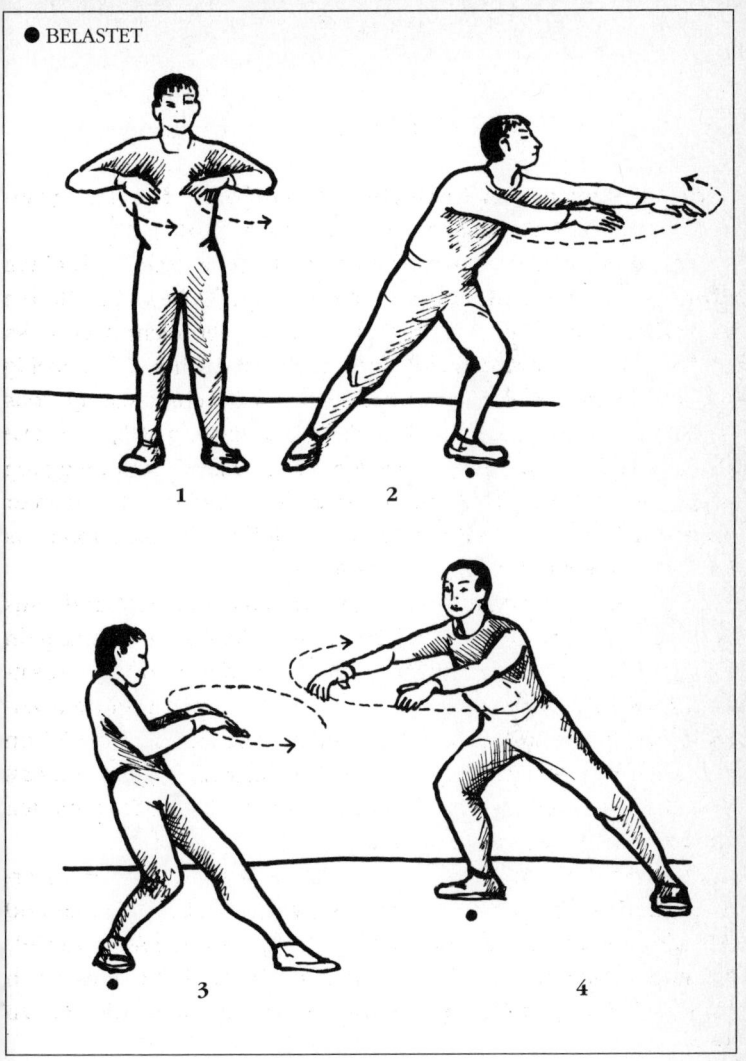

1

2

3

4

Ich mache acht Kreise gegen den Uhrzeigersinn vor meinem Körper, dann ziehe ich den linken Fuß zurück und mache nun mit dem rechten Fuß einen Schritt nach rechts und mit den Armen und Händen acht Kreise im Uhrzeigersinn vor meinem Körper (Fig. 4). Die Bewegung wiederholt sich seitenverkehrt zur ersten. Ich schließe mit dem Zurückholen und Senken der Hände und der Qi-Sammelbewegung.

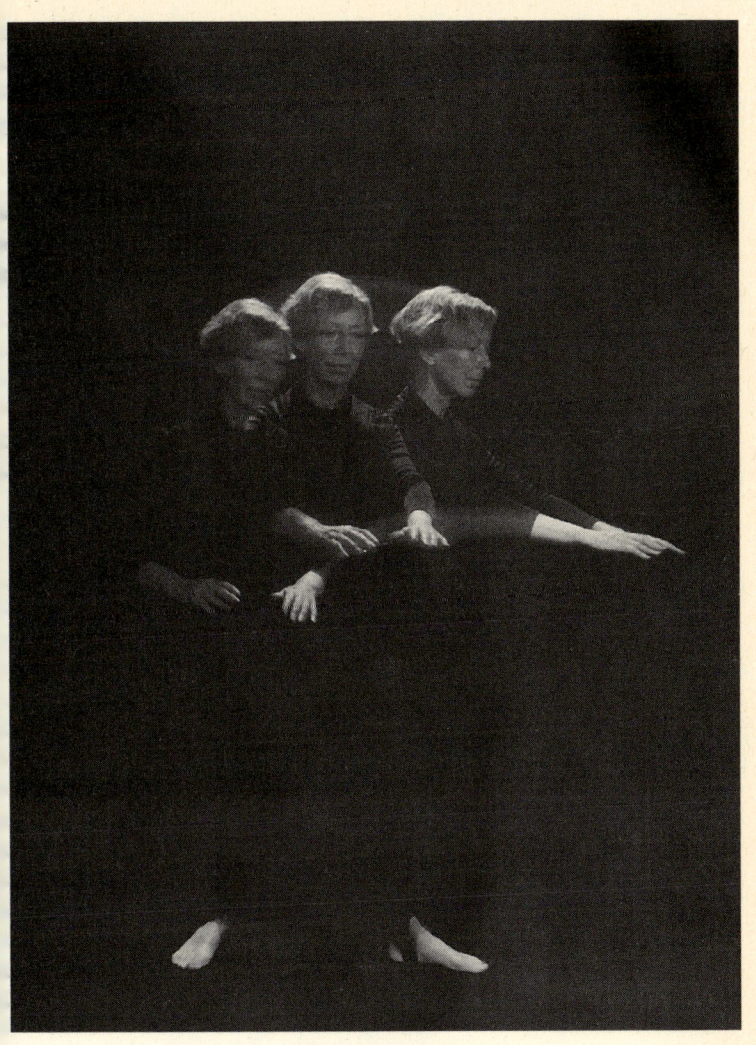

„Erdenkreise"

10. ÜBUNG

Der Phönix breitet seine Schwingen aus
Entspannungsübung

Die Bewegung ahmt einen fliegenden Phönix nach, der seine Flügel ausbreitet und seine Flugfedern spreizt.

Sie kann Anspannung und Aufregung lindern und ist als Entspannungsübung zu Ende der Übungsreihe gedacht. Ebenso kann sie auch als Einzelübung zum Streßabbau verwendet werden.

Nach der Einleitungsübung stehe ich in der Grundstellung mit den Beinen in schulterbreitem Abstand, die Arme fallen auf natürliche Art mit leicht gebeugten Fingern seitlich am Körper (Fig. 1).

Ich hebe die Hände vor dem Körper, rechte Hand über linker, als würden die Hände einen größeren Ball halten (Fig. 2).

Ich drehe die Arme so, daß die Hände vor dem Körper aneinander vorbeigleiten, Handrücken an Handrücken. Die linke Hand steigt links aufwärts und vorwärts, soweit es ohne Anstrengung geht, mein Blick ist auf die Handfläche gerichtet; die rechte Hand senkt sich rechts seitlich abwärts, und der linke Fuß macht einen halben Schritt nach links seitwärts, wird belastet, und das Knie wird leicht gebeugt. Oberkörper und Hüfte drehen sich leicht nach rechts, ebenso das Gesicht, die Augen schauen abwärts. Die Hände drehen sich, so daß linke Handfläche und rechter Handrücken zum Boden schauen. Die Finger sind leicht geöffnet (Fig. 3–5). Die Bewegung ähnelt einem großen Vogel, der mit ausgebreiteten Schwingen am Himmel seine Kreise zieht. Nun verlagere ich das Gewicht auf den rechten Fuß, dabei beugt sich das Knie leicht; die Hände treffen einander wieder vor der Brust, Handrücken an Handrücken, und gleiten aneinander vorbei. Der rechte

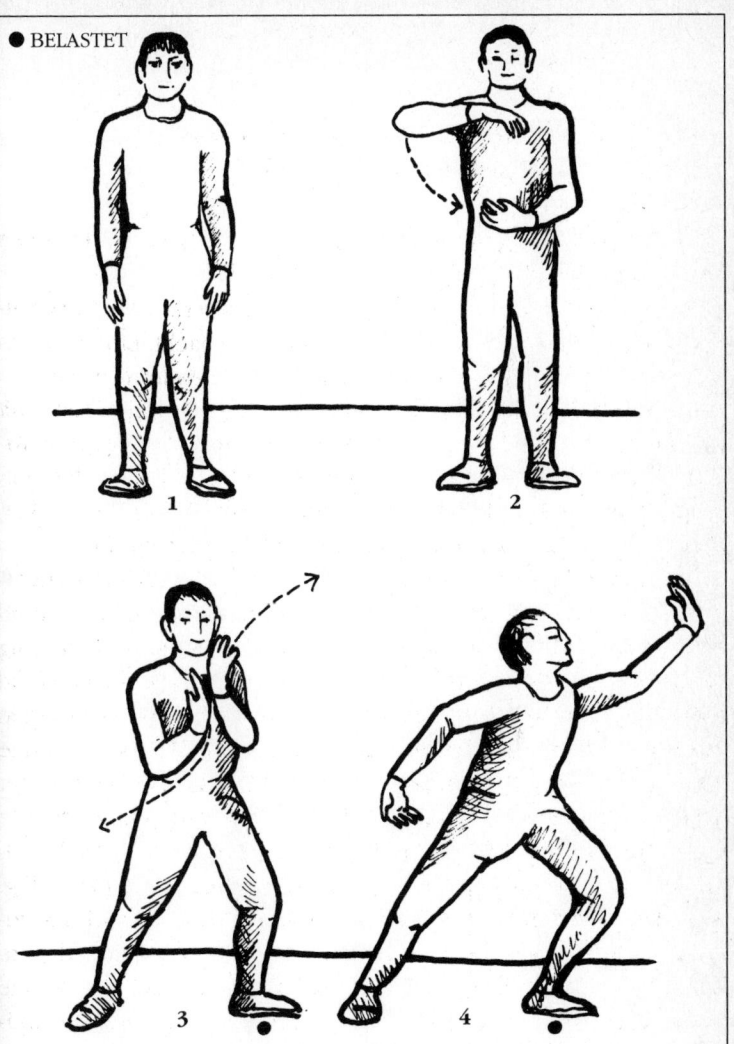

● BELASTET

1

2

3

4

115

Arm streckt sich nach rechts vorwärts, der linke Arm nach links abwärts, Hüfte und Oberkörper drehen sich in der Bewegung leicht nach links (Fig. 6, 7). Am Ende der Bewegung (Fig. 8) ist die rechte Handfläche zum Boden gedreht und die linke zum Himmel. Die Augen blicken abwärts; nun schließt wieder die Bewegung nach links an usw.

Diese Bewegung kann man oft wiederholen, sie bringt die ganze Folge der Bewegungen zu einem Ende und wird hauptsächlich dazu verwendet, den Körper zu entspannen und der Geist von Streß zu befreien. Sie stellt inneres und äußeres Gleichgewicht wieder her, sorgt für Ruhe im Geist und Qi-Ordnung im Körper. So kann man sie immer als Abschluß einer oder mehrerer Übungen verwenden.

Der Atem geht sanft, gleichmäßig, tief, aber ungezwungen. Die Bewegungen sind fließend, nicht abgehackt, der Körper und die Hände drehen sich harmonisch und gleichmäßig.

In meiner Vorstellung bin ich ein wunderbarer Phönix, der in den Lüften schwebt, getragen vom Lufthauch, der durch seine gespreizten Federn zieht. Weit unter mir ist die Landschaft: Häuser, Straßen und Felder, alle winzig klein. Genauso klein sind meine Ängste, Probleme und Aufgaben geworden. Der Wind streicht sie mir von den Fingern; ich habe den irdischen Boden verlassen und mich der Ordnung der Bewegung hingegeben.

Mit der Qi-Sammelbewegung beende ich die Übungsreihe.

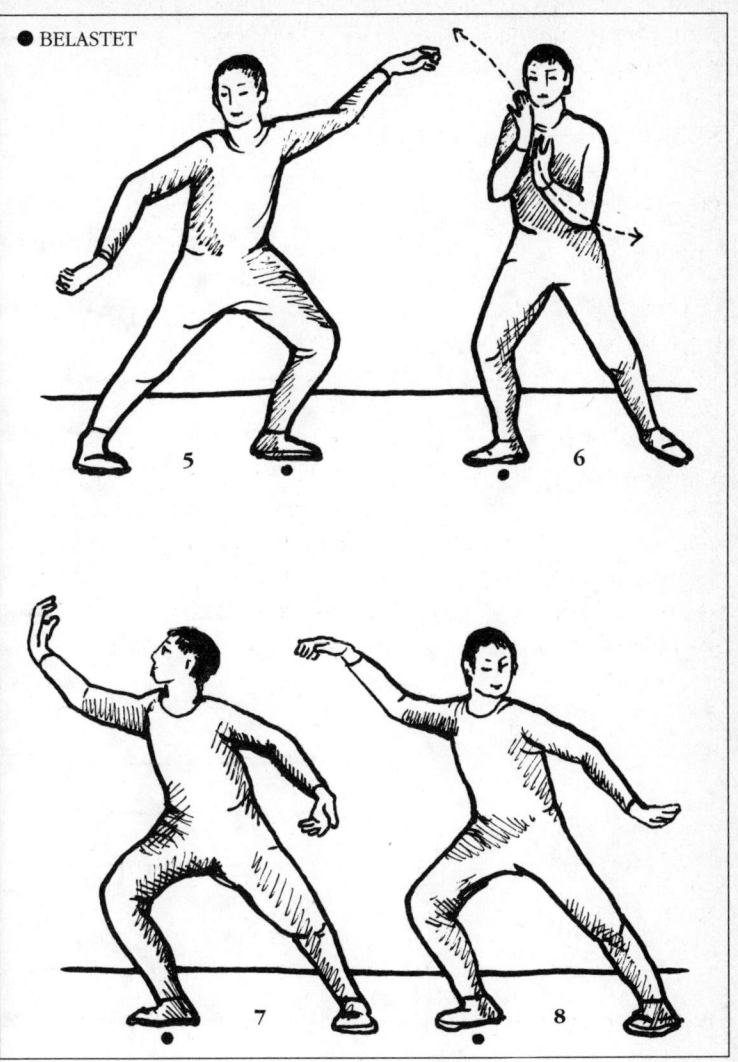

● BELASTET

5

6

7

8

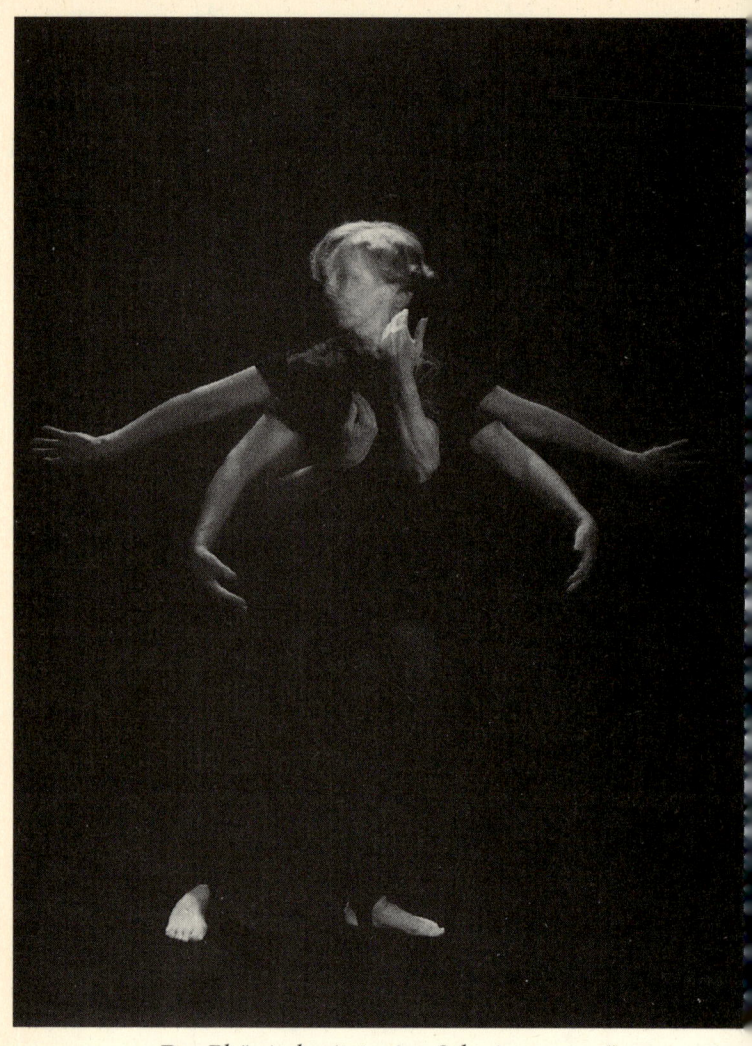

„Der Phönix breitet seine Schwingen aus"

15. SCHÖNHEITSÜBUNGEN FÜR DAS GESICHT

In der taoistischen Philosophie waren Schönheit und Gesundheit zwei nahe beieinander liegende Ziele. Man wußte, daß Schönheit im klassischen Sinn das sichtbarste Zeichen einer nach außen strahlenden Gesundheit von Körper und Geist ist.

Die Taoisten sahen es als eine ihrer vornehmsten Aufgaben an, ihr Wissen um die Körperfunktionen und die Qi-Flüsse in den Dienst der Kaiser und Kaiserinnen zu stellen und diese zu lehren, wie sie ihren Körper gesund und ihr Aussehen schön erhalten können.

Es entwickelten sich Streich- und Klopfübungen für das Gesicht, die geheim am Hof weitergegeben wurden. Denn so schön wie der Kaiser und die Kaiserin durfte sonst niemand sein im weiten Reich. Nun sind diese Übungen vielen Menschen bekannt, und jeder kann an seiner Schönheit nach Belieben arbeiten.

Vorbereitung

Bevor man das Gesicht streicht und klopft, werden die Hände mit Qi angereichert. Das nannten die Taoisten: Die Adlerklauen wetzen.

Ich stehe mit locker geschlossenen Beinen und bringe meine Handflächen zusammen. Ich beuge die Knie leicht und stecke die gefalteten Hände zwischen beide Knie und drücke sie mit den Knien fest zusammen. In dieser Haltung hebe ich abwechselnd eine Ferse, die Zehen bleiben am Boden. Die Hände bleiben am Kniegelenk, als wären sie dort angeklebt. Durch das Heben und Senken der Fersen heben und senken sich auch die Kniegelenke, und die Handflächen reiben sich aneinander, bis Wärme entsteht. Wenn ich das korrekt mache, gehen die Fingerspitzen einer Hand nicht über den Handteller der anderen Hand hinaus. So entstehen in den Handflächen, besonders am Punkt Lao Gong (KS 8), „Palast der Mühen", viel Wärme und Qi, die Fingergelenke bleiben beweglich, und der Kreislauf des Blutes und der vitalen Energie wird belebt. Die Beinarbeit bringt auch das Qi der Füße in Bewegung und läßt frisches Qi durch die Fußsohle aufsteigen. Das wirkt auch vorbeugend bei Wadenkrämpfen und stimuliert die Beinvenen.

Schwangere Frauen sollten diese Fußbewegung nicht machen, sondern nur in aufrechter Haltung die Handflächen aneinander reiben.

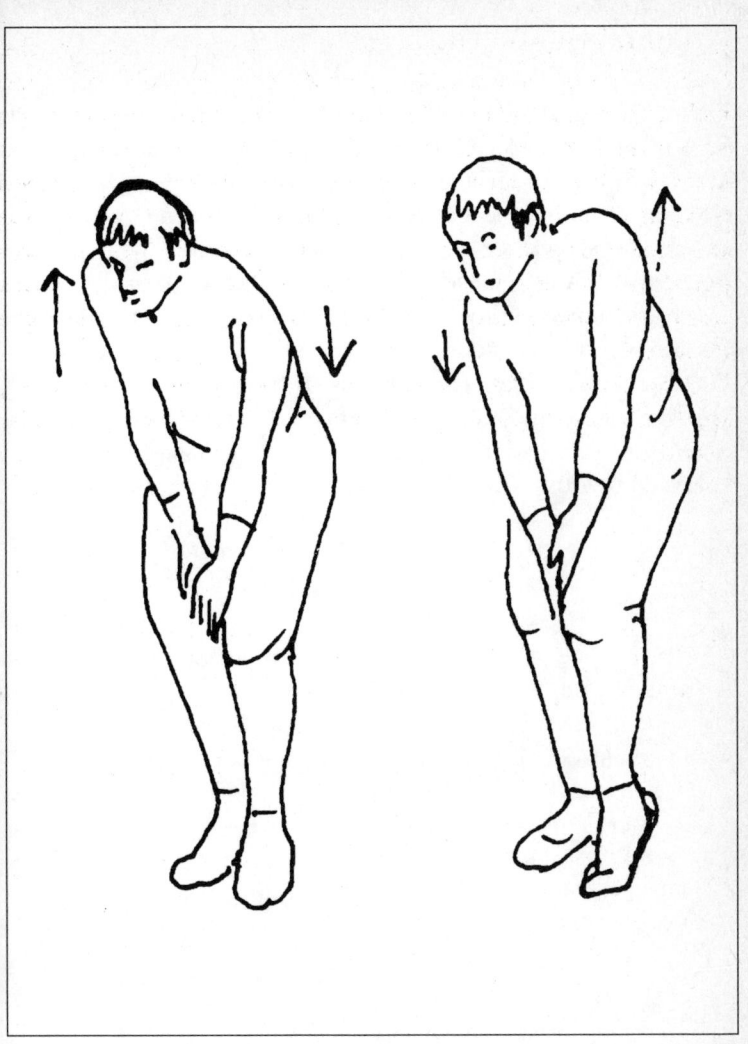

Hände warmreiben

Augenübung

Wenn ich meine Hände genügend warmgerieben habe, lege ich sie mit dem Handteller auf die geschlossenen Augen. Schultern und Arme sind locker, nicht verkrampft. Ich drücke meine Augäpfel ganz leicht, dann ziehe ich die Hände etwas von den Augen zurück und drücke sie wieder ganz leicht. Das wiederhole ich 8mal. Beim Drücken der Augen stelle ich mir vor, ich gebe Qi in die Augen hinein, sie atmen ein, und beim Wegziehen denke ich, Qi kommt aus den Augen, macht den Blick klar und sicher, sie atmen aus.

Dann öffne ich die Augen. Die Hände bleiben in einem geringen Abstand, und ich rolle die Augen 8mal im Uhrzeigersinn und 8mal gegen den Uhrzeigersinn und schaue 8mal hinauf zum Himmel und hinunter zur Erde, aber ohne den Kopf mitzudrehen.

Gesichtsmassage

Nun beginne ich mit den Fingerspitzen des Zeige-, Mittel- und Ringfingers vom inneren Augenwinkel, wo der Akupunkturpunkt Jing Ming (Bl 1), „Glanz des Augapfels", liegt, aufwärts zur Stirn zu streichen. Dabei rege ich die Anfangspunkte des Blasen-Meridians an, streiche über die Stirn, über Punkte des Galle- und Magen-Meridians und seitlich an den Schläfen über Punkte des Dreifach-Erwärmers. Diese Massage ist sanft und gleichmäßig. Sie regt nicht nur die Augen an, sondern glättet auch die Haut und macht sie elastisch. Meine Achtsamkeit ist in meinen Fingerspitzen und an den Stellen des Gesichtes, die ich berühre.

Anschließend verwende ich die Handballen und reibe die Schläfen vom Auge weg in Richtung Haaransatz leicht aufwärts. Diese Massage hilft besonders gegen Krähenfüße.

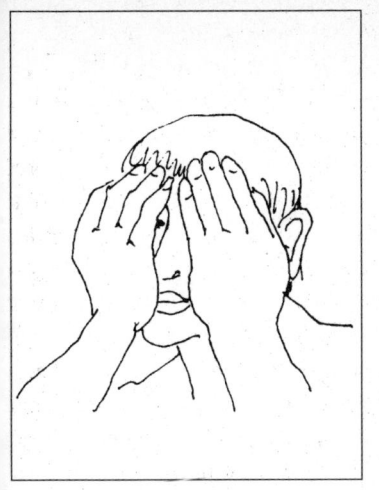

Augenübung

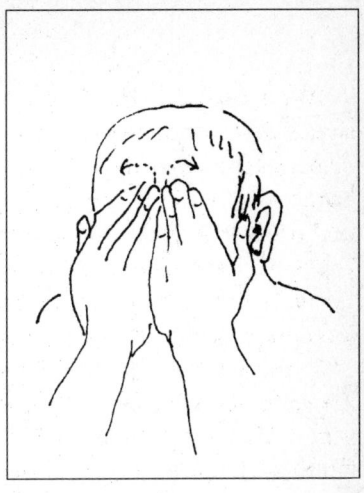

Gesichtsmassage

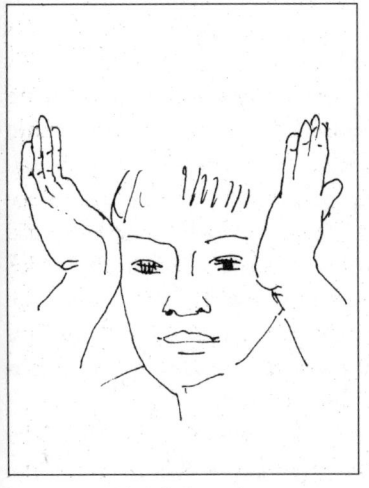

Gesichtsmassage

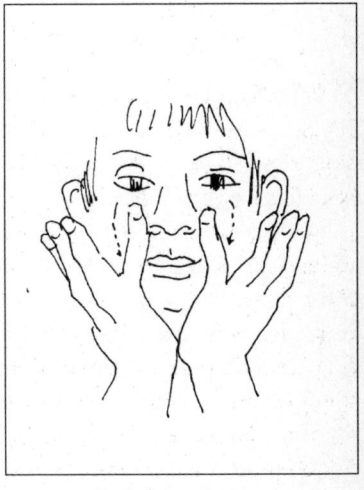

Gesichtsmassage

Jetzt lege ich die warmen Handflächen auf die Wangenknochen und streiche behutsam die Wangen hinunter.

Jede dieser Massagebewegungen 8mal oder öfter machen. Besonders wirkungsvoll ist es, auf diese Art Nährcreme oder Lotion in die Haut zu massieren.

Die Mundmassage

Diese Übung hat viele Wirkungen. Ich kontrolliere ganz bewußt, ob ich durch beide Nasenlöcher atmen kann. Durch die Zungenbewegung wird das Zahnfleisch massiert. Der Speichelfluß wird stark angeregt, und Gesichts- und Halsmuskeln werden trainiert. Die Haut wird für diese Pflege besonders dankbar sein.

Ich lege die Hände aneinander, als würde ich ein offenes Buch halten, kleiner Finger an kleinem Finger. Mit dieser Handhaltung drücke ich mit dem linken Daumen das linke Nasenloch zu, die restlichen vier Finger berühren die rechte Wange. Der rechte Daumen kommt unter dem Kinn zu liegen und die Finger auch auf die rechte Wange. Der linke Ellbogen ist vom Körper weggestreckt, und der rechte Ellbogen ist nahe bei der rechten Brust.

Ich atme durch das rechte Nasenloch und mache mit der Zunge hinter den Zähnen eine Kreisbewegung im Uhrzeigersinn. Dabei geben die Hände der Mundbewegung nach und bewegen sich leicht mit. Dann wechsle ich die Hände und drücke mit dem rechten Daumen das rechte Nasenloch zu. Ich atme durch das linke Nasenloch und mache mit der Zunge hinter den Zähnen eine Kreisbewegung gegen den Uhrzeigersinn.

Ich bringe die Hände zum Gesicht, Zeigefinger zum Nasenflügel, Daumen unter das Unterkiefer. Die Finger sind geschlossen. Es entsteht zwischen den Händen eine Öffnung. Ich strecke die

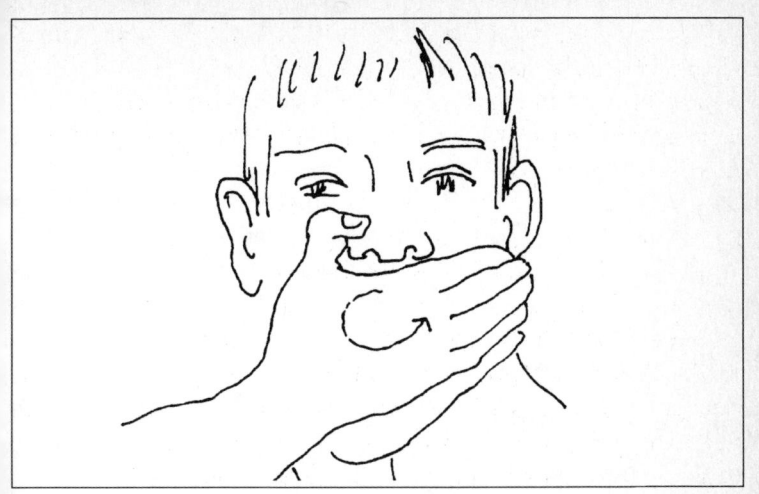

Mundmassage

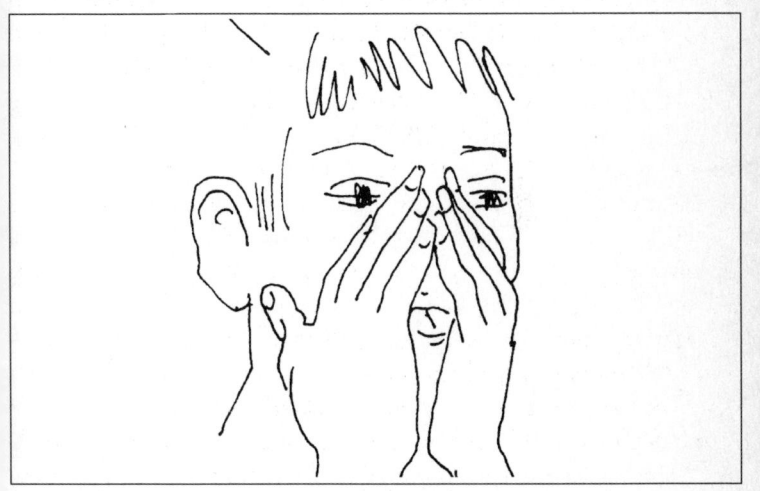

Zungenübung

Zunge aus dem Mund und wieder hinein, 8mal, danach bewege ich die Zunge locker einige Male im Kreis und schlage die obere und untere Zahnreihe kurz 8mal aufeinander.

Danach schließe ich die Lippen und bewege den Mund im Uhrzeigersinn 8mal und entgegen dem Uhrzeigersinn.

Dann bewege ich die Zunge bei geschlossenem Mund an den Zähnen entlang, zwischen Zahnfleisch und Lippen. Bei diesen Mundbewegungen hat sich sicher viel Speichel im Mund angesammelt. Ich schlucke ihn mit Andacht und verfolge seinen Verlauf durch Hals, Speiseröhre, Magen und denke mir seinen Weg bis in das Dan Tien weiter.

Die Taoisten nannten den Speichel Jadeflüssigkeit, was seine Kostbarkeit unterstreichen sollte.

Zum Schluß klopfe ich mit den warmen Fingerkuppen leicht Stirn, Schläfen und Wangenpartie, reibe mit den Handballen kräftig die Ohren, von vorne nach hinten und zurück. Dann fahre ich mit den Fingern einige Male durch meine Haare, von der Stirne weg, und beende so meine Gesichtsübungen.

16. ÜBER YIN UND YANG

Dieses chinesische Denkmodell ist mir am leichtesten über den Atem zugänglich geworden.

Ich atme ein, ich bin leer, ich nehme auf, ich empfange, ich bin entspannt, ich bin Yin; ich atme aus, ich bin voll, stark, ich gebe ab, ich bin angespannt, ich bin Yang.

Yin und Yang sind Begriffe, die nur in ihrer Beziehung zueinander existieren. Sie beschreiben eine Polarität, Naturgesetze in ihren Wandlungen, und sind auf alle Lebensbereiche, auf den Menschen, auf die ganze Erde, auf das Universum, anwendbar. Yang ist der Drang, etwas zu werden, und Yin ist bestrebt, zum Nichts zurückzukehren.

Die Dauer des Lebens, die Gesundheit und Harmonie eines jeden Geschöpfes hängen von der Aufrechterhaltung eines ausgewogenen, individuell verschiedenen Gleichgewichtes zwischen Yin und Yang ab.

Der Nordpol und der Südpol sind eine Yin-Yang-Polarität, die das ergänzende und anziehende Prinzip und Spannungsverhältnis durch ihren Magnetismus verdeutlichen. Ohne dieses Vergleichen mit einem Gegenüber kann Yin und Yang nicht charakterisiert werden, ohne Yin kein Yang und umgekehrt.

Yang ist die strahlende Sonne, die Licht und Leben spendet. Sie könnte nicht leuchtend erkannt werden, wenn es nicht den Yin-Gegenpol, die Dunkelheit gäbe. „Wo viel Licht ist, ist viel Schatten."

Yang ist der Tag, Yin ist die Nacht. Yang ist der Sommer, der Winter ist Yin, aber immer nur in der Beziehung, die dieses Paar zueinander hat.

Yang ist das männliche Prinzip, Yin ist das weibliche Prinzip. Das Gute ist Yang, das Böse ist Yin. Nun wäre es völlig falsch, deshalb dem männlichen Prinzip das Gute und dem weiblichen Prinzip das Böse zuzuordnen. Beim Gegensatzpaar Mann und Frau beschreiben Yang und Yin die Geschlechter mit ihren gegensätzlichen Eigenschaften. Es handelt sich einerseits um Naturgesetze und nicht um moralische Wertigkeiten, andererseits gibt es zwischen gut und böse nichts Geschlechtsspezifisches. Genauso sinnlos wäre es, den Winter als weiblich und den Sommer als männlich zu bezeichnen.

Das Prinzip von Yin und Yang wäre mißverstanden, wenn man Yin als Sammelbegriff für Nacht, Dunkelheit, unten, Kälte, Winter, böse und Yang für Licht, Tag, Sommer, oben, gut betrachten würde und diese Eigenschaften untereinander austauschen wollte. Yin und Yang bezeichnen Qualitäten, die nur innerhalb eines bestimmten Beziehungsmodells bestehen.

17. YIN- UND YANGZAHLEN

Nun heißt es immer wieder in den überlieferten Texten, mache diese Bewegung 36mal oder 24mal oder 15mal oder 40mal. Es wird also Wert gelegt auf eine bestimmte Anzahl von Übungen. Das kommt daher, daß das Prinzip von Yin und Yang auch auf das Zahlensystem ausgedehnt wurde, Die Zahlen werden in Yin und Yang eingeteilt. Eins ist eine Yang-Zahl, unteilbar, stark; zwei ist eine Yin-Zahl, teilbar, schwach; alle geraden Zahlen sind nach diesem System Yin, alle ungeraden Yang. Bei den zwei- und mehrstelligen Zahlen ist auch die Ziffernsumme maßgebend. So hat man die Vorstellung, daß eine Übung, die man 9mal wiederholt, sehr kräftigend auf das Yangprinzip wirkt, eine Übung, die das Yinprinzip stärken soll, wird dann 16mal oder 64mal ausgeführt. 12mal ist 3mal 4mal, setzt sich aus einer Yang- und Yinzahl zusammen, harmonisiert und stärkt, und die Ziffernsumme ist 1 + 2 = 3, wieder eine Yangzahl.

Ob es wirklich eine unterschiedliche Wirkung hat, ob ich eine Bewegung 36mal ausführe oder 40mal, kann ich selbst nicht beurteilen. Ich denke, es ist durch diese Anweisungen auch beabsichtigt, die Aufmerksamkeit an den Zählvorgang zu binden, und auch, um selbst eine Kontrolle zu haben, wie oft man übt.

18. DIE ORGANUHR

Qi fließt in einem 24-Stunden-Rhythmus durch alle Organe. Es ist zwar dauernd in allen Organen vorhanden, aber zu einer bestimmten Tages- oder Nachtzeit tritt es in einem bestimmten Organsystem (dabei ist immer das Organ selbst und der dazugehörige Meridian gemeint) vermehrt auf. Daß diese Einteilung nicht nur Theorie ist, zeigen uns die meist nach Mitternacht auftretenden Gallenschmerzen oder Anfälle.

Die Qi-Gong-Übungen sind für gesunde Menschen an keine Uhrzeit gebunden. Es gibt nur Zeiten und Umstände, die mehr oder weniger geeignet sind zum Üben.

Wenn man allerdings von einer Schwäche in einem bestimmten Organsystem Kenntnis hat und dieses unterstützen möchte, wird Qi am meisten in der Zeit, die diesem zugeordnet ist, angeregt.

Wenn morgens die Sonne aufgeht und das Yang des Tages wächst, ist eine günstige Zeit; ebenso, wenn die Sonne sich dem Horizont nähert und es Abend wird. Sind diese Zeiten aber im persönlichen Tagesablauf voll mit Tätigkeiten ausgefüllt, ist ein anderer Zeitpunkt sicher günstiger. Im allgemeinen gilt es, Extreme zu vermeiden. Man soll nicht wirklich hungrig sein, nicht besonders satt, nicht durstig, nicht erschöpft, nicht stark erhitzt sein oder frieren. Man übt nicht bei starken Wetterumschwüngen

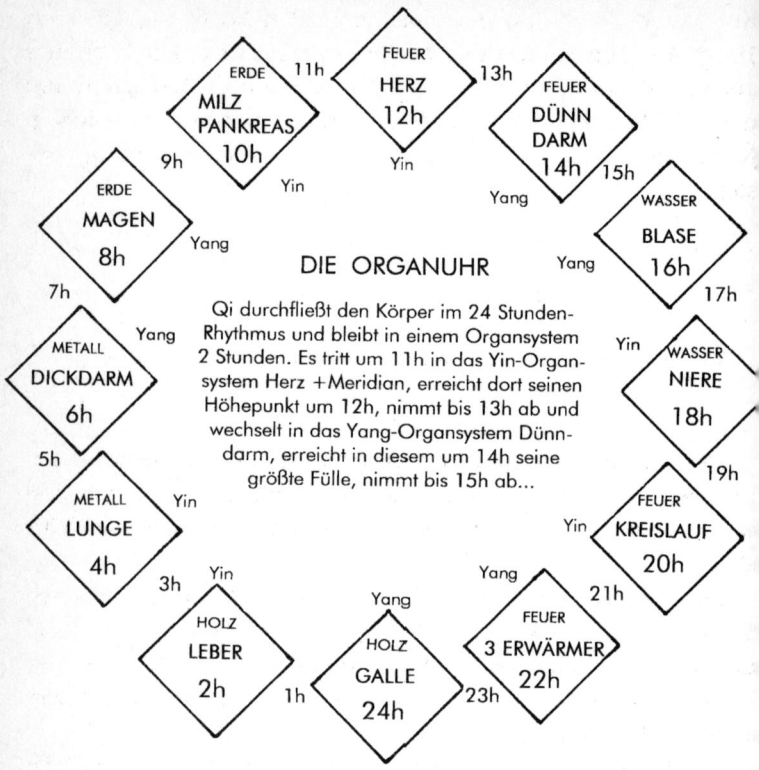

DIE ORGANUHR

Qi durchfließt den Körper im 24 Stunden-Rhythmus und bleibt in einem Organsystem 2 Stunden. Es tritt um 11h in das Yin-Organsystem Herz +Meridian, erreicht dort seinen Höhepunkt um 12h, nimmt bis 13h ab und wechselt in das Yang-Organsystem Dünndarm, erreicht in diesem um 14h seine größte Fülle, nimmt bis 15h ab...

ERDE 11h
MILZ PANKREAS 10h — 9h
Yin

FEUER HERZ 12h — 13h
Yin

FEUER DÜNN DARM 14h — 15h
Yang

ERDE MAGEN 8h — 7h
Yang

WASSER BLASE 16h — 17h
Yang

METALL DICKDARM 6h — 5h
Yang

WASSER NIERE 18h — 19h
Yin

METALL LUNGE 4h — 3h
Yin

FEUER KREISLAUF 20h — 21h
Yin

HOLZ LEBER 2h — 1h
Yin

HOLZ GALLE 24h — 23h
Yang

FEUER 3 ERWÄRMER 22h
Yang

wie Unwetter, Gewitter oder Föhn. Man würde etwas von der Unruhe, die in der Natur herrscht, selbst mitbekommen.

Die Kleidung sollte nicht einengen, sondern locker und bequem sein. Besser ist es, vor den Qi-Gong-Übungen auf die Toilette zu gehen, weil nachher ein Teil des gesammelten Qi verlorenginge.

Wie oft und wie lange man übt, ist von der persönlichen

Konstitution und Ambition abhängig. Manche Menschen üben 10–15 Minuten täglich und fühlen sich gestärkt. Ich kann mir auch täglich einige Übungen aus dem Programm aussuchen und nur 3–5 Minuten üben und das mit großer Achtsamkeit machen. Nach einiger Zeit wird sich auch hier eine positive Wirkung einstellen.

19. DER ZYKLUS DER FÜNF WANDLUNGSPHASEN

Der Zyklus der fünf Wandlungsphasen oder Elemente ist ein Denkmodell, das aus der chinesischen Philosophie stammt und die Basis für ihr Weltbild und ihre Behandlungsmethoden darstellt.

Die fünf Elemente sind Holz, Feuer, Erde, Metall und Wasser. Sie repräsentieren die Eigenschaften von Holz, Feuer, Erde, Metall und Wasser und ihre Wechselbeziehung zueinander.

Diese fünf Elemente stehen in zwei Energiekreisläufen zueinander in Beziehung.

Ein Kreislauf verbindet angrenzende Elemente miteinander im Zyklus der Erzeugung oder Mutter-Kind-Zyklus. Jedes Element erzeugt ein anderes und wird wieder von einem anderen erzeugt.

Holz erzeugt Feuer. Wenn Holz brennt und Feuer erzeugt, entsteht Asche oder Erde. Also erzeugt Feuer Erde. In der Erde entsteht Erz oder Metall, die Erde erzeugt Metall. Metall wird zu Wasser und Wasser erzeugt Holz. Holz erzeugt wieder Feuer, und der Kreislauf schließt sich. Die Organe und zugehörigen Meridiane sind einzelnen Elementen zugeordnet und im Sinne der fünf Wandlungsphasen miteinander in Beziehung.

Ein anderer Kreislauf, der fünfzackige Sternenzyklus, ist der Zyklus der Hemmung, der Unterdrückung, der Zerstörung.

Feuer zerstört Metall, es schmilzt Metall. Metall zerstört Holz, die Axt fällt einen Baum. Holz zerstört Erde, überwuchert die Erde. Erde zerstört Wasser, dämmt Wasser ein. Wasser zerstört Feuer, löscht Feuer.

Diese beiden Energiekreise ergeben die Spannung, die das System aufrechterhält. Eine Disharmonie in einem einzelnen Teil wirkt sich auf das gesamte System störend aus.

Wenn zuwenig Holz vorhanden ist, kann eine Trockenheit herrschen, ein Zuwenig an Wasser, dem Erzeuger des Holzes. Es kann auch sein, daß zuviel Holz geschlägert wurde, Metall zerstört Holz, oder das Feuer brennt zu heftig und verbraucht zuviel Holz. Die Wechselbeziehung unserer Organfunktionen wird nach diesem Beziehungsmodell analysiert, und Störfaktoren werden erforscht. Dieses ganzheitliche Denken ist die Basis für die Meridianlehre.

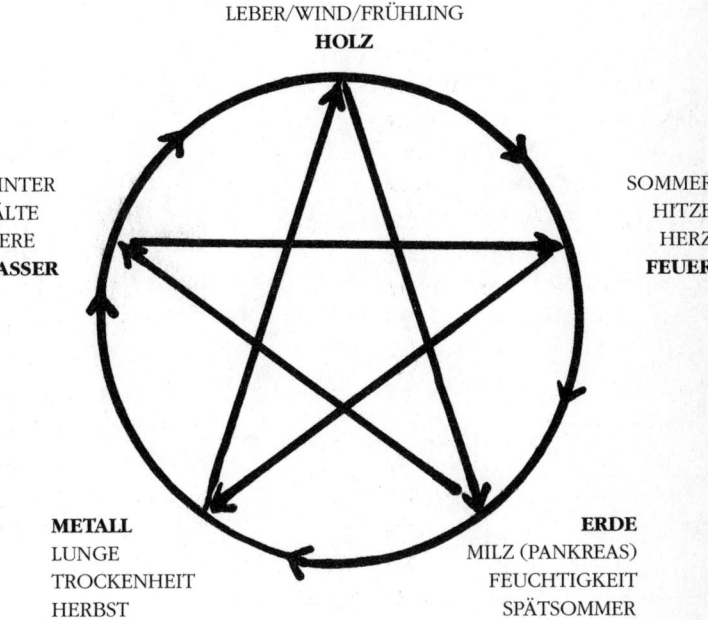

LEBER/WIND/FRÜHLING
HOLZ

WINTER
KÄLTE
NIERE
WASSER

SOMMER
HITZE
HERZ
FEUER

METALL
LUNGE
TROCKENHEIT
HERBST

ERDE
MILZ (PANKREAS)
FEUCHTIGKEIT
SPÄTSOMMER

20. DER QI- ODER ENERGIEVERLAUF IN DEN MERIDIANEN

Für die Qi-Gong-Übungen ist eine gewisse Kenntnis des Meridianverlaufs und die Richtung des Energieflusses nicht unbedingt nötig, aber doch sehr nützlich.

Die drei Yin-Meridiane der Hand sind:
Lungen-Meridian (Fei Jing)
Kreislauf-Meridian (Xin Bao Jing)
Herz-Meridian (Xin Jing)
Die Verlaufrichtung ihrer Energie führt vom Oberkörper unterhalb der Schulter an die Innenseite des Oberarmes über die innere Seite des Ellbogen und des Unterarmes in die Handfläche und Finger.

Die drei Yang-Meridiane der Hand sind:
Dickdarm-Meridian (Da Chang Jing)
Dreifach-Erwärmer-Meridian (San Jiao Jing)
Dünndarm-Meridian (Xiao Chang Jing)
Die Yang-Meridiane der Hand beginnen ihren Energiefluß anschließend an die drei Yin-Meridiane an den Fingern und ziehen über den Handrücken, über die Außenseite des Unterarmes und des Oberarmes zu Kopf und Gesicht.

Die drei Yang-Meridiane des Fußes sind:
Magen-Meridian (Wei Jing)
Gallenblasen-Meridian (Dan Jing)
Blasen-Meridian (Pang Guang Jing)
Ihre Verlaufrichtung ist vom Gesicht größtenteils über den Rücken und die Seite des Körpers an den Beinen abwärts zu den Füßen und Zehen.

Die drei Yin-Meridiane des Fußes sind:

Milz-Pankreas Meridian (Pi Jing)

Leber-Meridian (Gan Jing)

Nieren-Meridian (Shen Jing)

Sie übernehmen die Energie von den drei Yang-Meridianen und führen sie von den Zehen und der Fußsohle die Innenseite der Beine entlang über den Unterbauch und die Brust. Dort schließt sich der Kreislauf wieder mit den drei Yin-Meridianen der Hand.

Im gesamten Energiekreislauf des Meridiansystems verläuft die Energie von einem Handmeridianpaar zu einem Fußmeridianpaar, dann wieder zu einem Handmeridianpaar usw.

DIE ANORDNUNG DER MERIDIANE IM ENERGIEKREISLAUF DES KÖRPERS

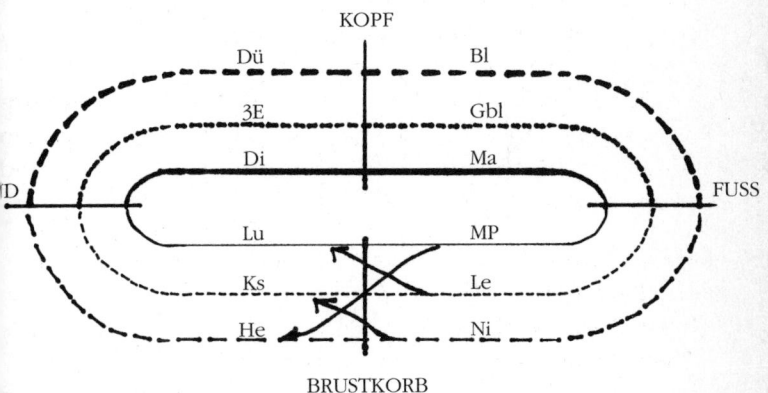

135

21. DIE DREI MERIDIANPAARE DER HAND

Der Lungen-Meridian (Fei Jing)

Dem Element Metall und dem Spätherbst ist das Meridianpaar Lunge – Dickdarm zugeordnet.

Wenn ich meine rechte Hand auf meine linke Schulter lege, decke ich mit dem Handballen den 1. Punkt (Lu 1) des Lungen-Meridians ab. Hier beginnt seine Energie zu fließen in Richtung Hand, an der Innenseite des Oberarms, weiter über die Innenseite des Ellbogengelenks am Unterarm entlang, hat am Handgelenk mit Lu 7 „Engpaß", Lu 8 „Abflußlauf", Lu 9 „Großquelle" drei wichtige Punkte zur Energiesteuerung und zieht sich über den Daumenballen auf der Handfläche und endet mit Lu 11 am Nagelwinkel an der Außenseite des Daumens. Der Lungen-Meridian ist ein Yin-Meridian, er bildet mit dem Organ Lunge ein Energiesystem.

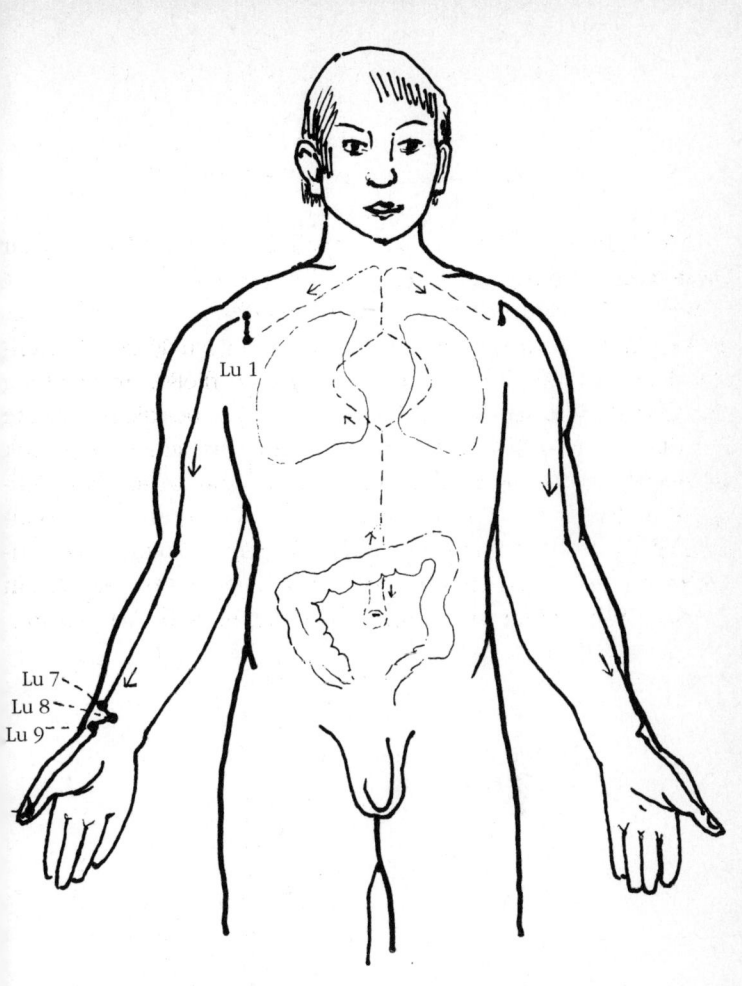

Lu 1

Lu 7
Lu 8
Lu 9

LUNGEN-MERIDIAN (YIN)
(FEI JING)

Der Dickdarm-Meridian (Da Chang Jing)

Er ist der Yang-Pol des Lungen-Meridians und beginnt am Nagelwinkel des Zeigefingers, der dem Daumen näher ist, mit Dickdarm 1 und steigt vom Finger auf zu Dickdarm 4; wenn ich den Daumen fest an die Hand presse, entsteht eine Muskelerhöhung; an dieser höchsten Stelle liegt der Punkt Dickdarm 4. Wenn dieser Punkt durch Nadelung oder Akupressur gereizt wird, wird die Yang-Energie des Körpers vermehrt. Eine geschwächte Yang-Energie zeigt sich in vermehrter Krankheitsanfälligkeit; Verkühlungen, Kopfschmerzen, Zahnschmerzen und Darmprobleme werden durch ihn behandelt. Die Dickdarmenergie steigt auf am Unterarm über Ellbogen und Schulter und berührt etwas die Rückseite des Körpers. Wenn ich meine rechte Hand auf die linke Schulter lege, nahe am Hals, erreiche ich mit der Fingerspitze des Mittelfingers den Punkt Dickdarm 16. Bei Verspannungen im Schulter-Nacken-Bereich ist dieser Punkt oft schmerzhaft, wenn ich ihn drücke. Die Energie fließt weiter den Hals hinauf und kommt über Unterkiefer und Wange zum Nasenflügel – Dickdarm 20. Sein chinesicher Name sagt viel aus: Den Duft willkommen heißen (Ying Xiang). Man drückt oder reibt ihn bei Schnupfen oder behinderter Nasenatmung.

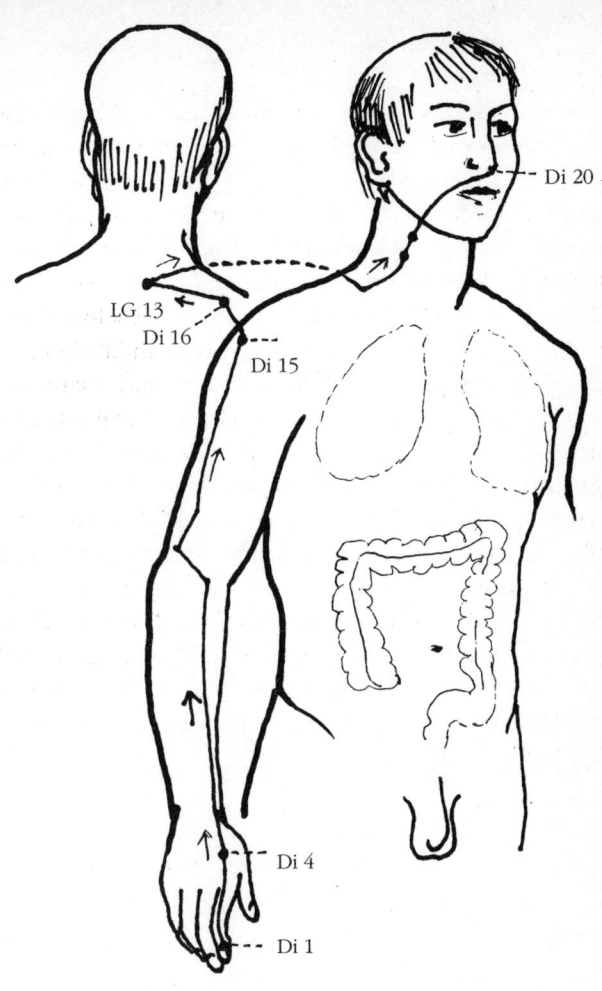

Di 20

LG 13
Di 16

Di 15

Di 4

Di 1

DICKDARM-MERIDIAN (YANG)
(DA CHANG JING)

139

Ein weiteres Meridianpaar am Oberkörper sind der Herz- und der Dünndarm-Meridian. Beide sind dem Element Feuer zugeordnet.

Der Herz-Meridian ist ein Yin-Meridian sein Verlauf beginnt mit dem Punkt Herz 1 „Höchste Quelle" mitten in der Achselhöhle, geht die Arminnenseite abwärts über die Innenseite des Ellbogens (am Ende der Ellbogenquerfalte liegt H3) den Unterarm entlang über die Punkte H4 „Geistweg", H 5 „Verbindung zum Innern", H 6 „Yingrenze" zu Shen Men (H7), „Göttliches Tor", der an der Handgelenksfalte liegt. Wenn ich den kleinen Finger in die Handfläche biege, berühre ich mit der Fingerkuppe den Punkt H 8. Am Ende des Herz-Meridians liegt der Punkt H 9 am Nagelwinkel des kleinen Fingers, der dem Ringfinger näher ist.

Alle diese Punkte haben sowohl lokale Indikationen als auch Indikationen, die mit dem Herzorgan in Beziehung stehen. Für die Qi-Gong-Übungen ist besonders der Punkt „Shen Men" am Handgelenk wichtig. Wenn man ihn entspannt und öffnet, wirkt sich das positiv auf die Stimmung und Körperverfassung aus. Man lernt durch ihn Streß abzubauen und Ruhe zu finden.

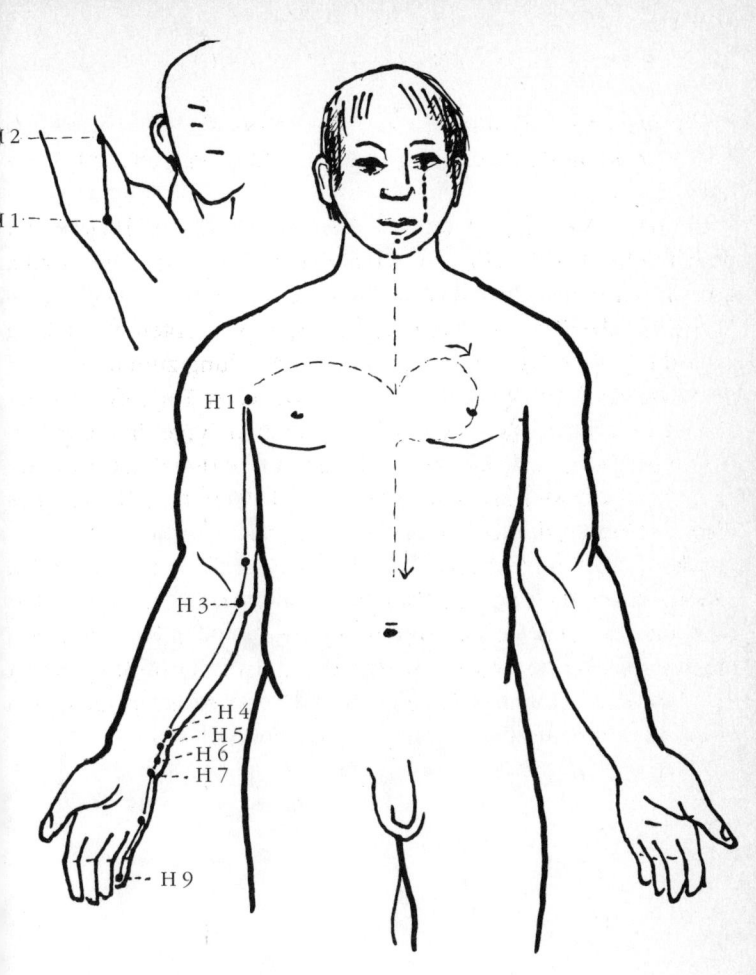

HERZ-MERIDIAN (YIN)
(XIN JING)

Der Dünndarm-Meridian (Xiao Chang Jing)

Vom Herz-Meridian fließt die Energie zum Dünndarm-Meridian, der Yang ist.

Er beginnt an der Außenseite des kleinen Fingers am äußeren Nagelwinkel. Man darf sich nicht vorstellen, daß die Energie auf einem Yin-Meridian überall gleich ist, also gleichviel Yin und dann plötzlich in Yang umschlägt im Yang-Meridian. Im Verlauf des Meridians wird sie modifiziert und nähert sich immer mehr dem Yang des nächsten Meridians, durch den sie dann fließt. Das erklärt auch den Namen des Punktes Yin Xi (H 6), „Yingrenze", am Herz-Meridian.

Die Dünndarmenergie fließt an der Hand an der Grenze zwischen weißem und rotem Fleisch zur Handwurzel an der Außenseite des Unterarmes über das Ellbogengelenk weiter zu Dünndarm 9, mit dem bezeichnenden Namen „Schulterreinheit", der bei herabhängendem Arm am oberen Ende der Achselfalte liegt, weiter in einem Zickzack-Kurs über das Schulterblatt – Dü 10 „Schulterpunkt"; steigt am Nacken kopfaufwärts und seitlich am Hals etwas näher zum Nacken als Dickdarm-Meridian über Unterkiefer und Wange zum Ohr – Dü 19 „Gehörpalast". Die chinesischen Namen der Punkte sprechen eine deutliche Sprache bezüglich der Indikation. Man findet ihn in einer Vertiefung bei leicht geöffnetem Mund.

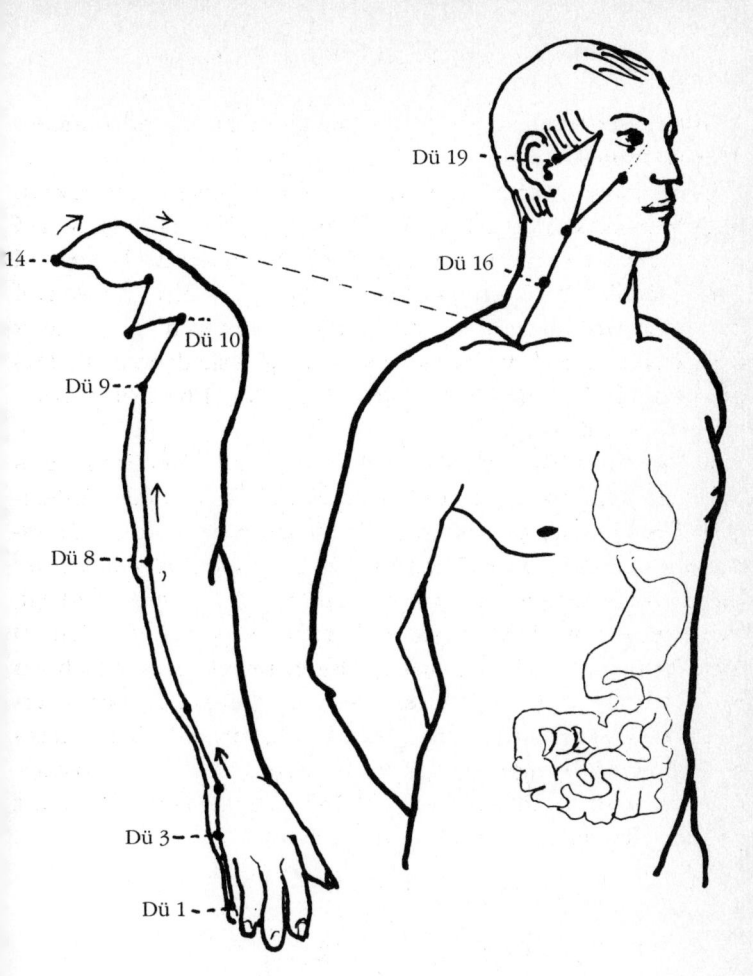

DÜNNDARM-MERIDIAN (YANG)
(XIAO CHANG JING)

Der Kreislauf-Meridian (Xin Bao Jing)

Das dritte Meridianpaar am Oberkörper ist der Kreislauf-Meridian und der Meridian des Dreifachen-Erwärmers. Sie sind dem Element Feuer zugeordnet.

Der Kreislauf-Meridian ist ein Yin-Meridian und nimmt seinen Energieanfang in Höhe der Brustwarzen mit dem Punkt Kreislauf 1 „Himmelsteich", wechselt in einem Bogen auf den Oberarm zu KS 2 „Himmelsquelle". Den Oberarm fließt die Energie abwärts zwischen Lungen- und Herz-Meridian. Der dritte Punkt ist KS 3 „Gewundener Teich" in der Mitte der Ellbogenquerfalte. Am Unterarm reihen sich drei Punkte enger aneinander, dann kommt im Mittelpunkt der Handgelenksquerfalte KS 7 und schließlich KS 8 in der Handfläche mit dem Namen Lao Gong – „Palast der Mühen". Wenn man mit gekrümmten Fingern eine Faust bildet, so liegt dieser Punkt zwischen der Spitze des Ring- und Mittelfingers an der Handinnenfläche. Er hat in der Akupunktur eine wichtige Stellung, und seine Indikation reicht von Schmerzen in der seitlichen Rippengegend, psychischen Erkrankungen, Sonnenstich bis zu Lähmungen und Krampfzuständen. Für die Qi-Gong-Übungen ist er besonders wichtig, um Qi von der Erde oder dem Himmel aufzunehmen oder verbrauchtes Qi abzugeben. Er ist gleichsam eine Energieöffnung im Handteller, die man mit geistiger Achtsamkeit benutzen lernt. Mit KS 9, der im Zentrum der Mittelfingerspitze liegt, endet dieser Energiefluß und wechselt zum Meridian des Dreifachen Erwärmers über.

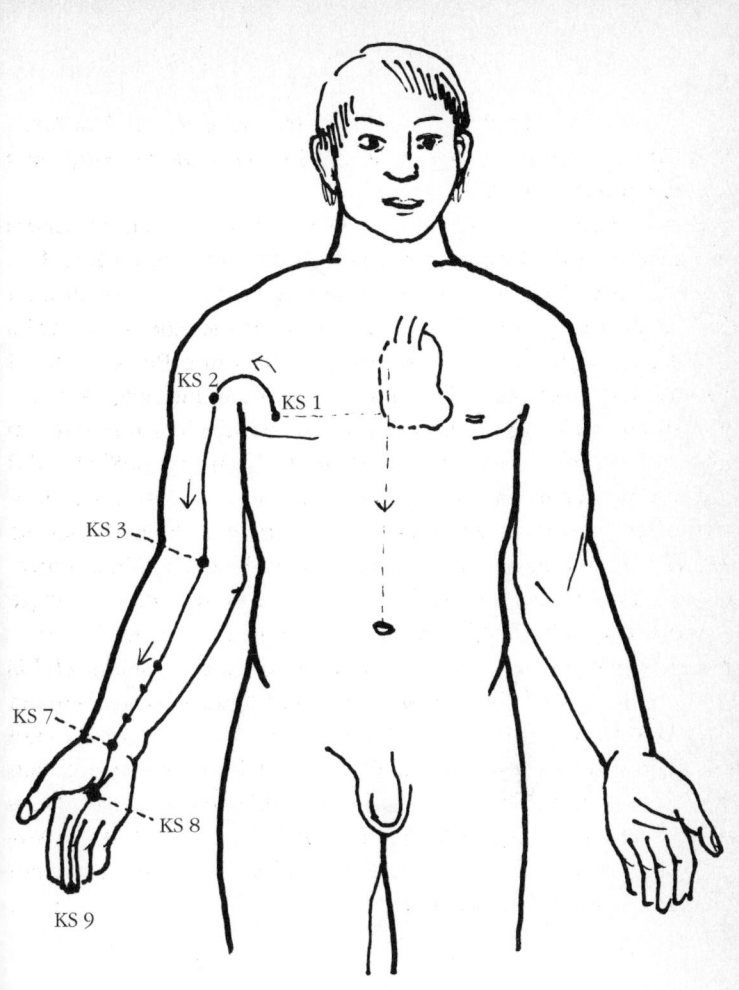

KREISLAUF-MERIDIAN (YIN)
(XIN BAO JING)

Er ist ein Yang-Meridian, und als einzigem ist ihm kein eigenes Organ zugeordnet. Die Chinesen verstehen ihn als ein funktionelles Organ, das die Aufgabe hat, 3mal Feuer im Körper zu entfachen.

Er beginnt am Ringfinger, am Nagelwinkel, der dem kleinen Finger nahe ist, fließt den Ringfinger entlang und über den Handrücken. Am Handgelenk, auf der Handwurzelquerfalte liegt 3E 4 „Yangteich". Am Unterarm sind einige Punkte, dann am Ellbogengelenk in einer Vertiefung 3E 10 „Himmelsbrunnen". An der Rückseite des Oberarmes kommt die Energie zur Schulter, 3E 14 „Schultergrube", weiter zu 3E 15 „Himmelsgrube". Dieser Punkt liegt in Höhe des Vorsprunges der Halswirbelsäule, etwa drei Fingerbreit entfernt davon. Er schmerzt häufig bei Verspannungen im Nacken, Schulterbereich, ebenso bei Wetterfühligkeit. Alle diese Bereiche werden besonders durch die Schulter-Drehbewegungen stimuliert und für Qi durchlässig.

Weiter erreicht der Dreifach-Erwärmer den Hinterkopf und den Bereich hinter dem Ohr, 3E 16 und 3E 17 „Windschutzwand" oder „Tor des Ohres" in Höhe des Ohrläppchens und umstreicht das Ohr von hinten aufwärts bis zur Ohrspitze und steigt ab 3E 20 ab vor das Ohr, um dann über die Schläfe zum Punkt „Seidenbambus" am Ende der Augenbrauen zu kommen.

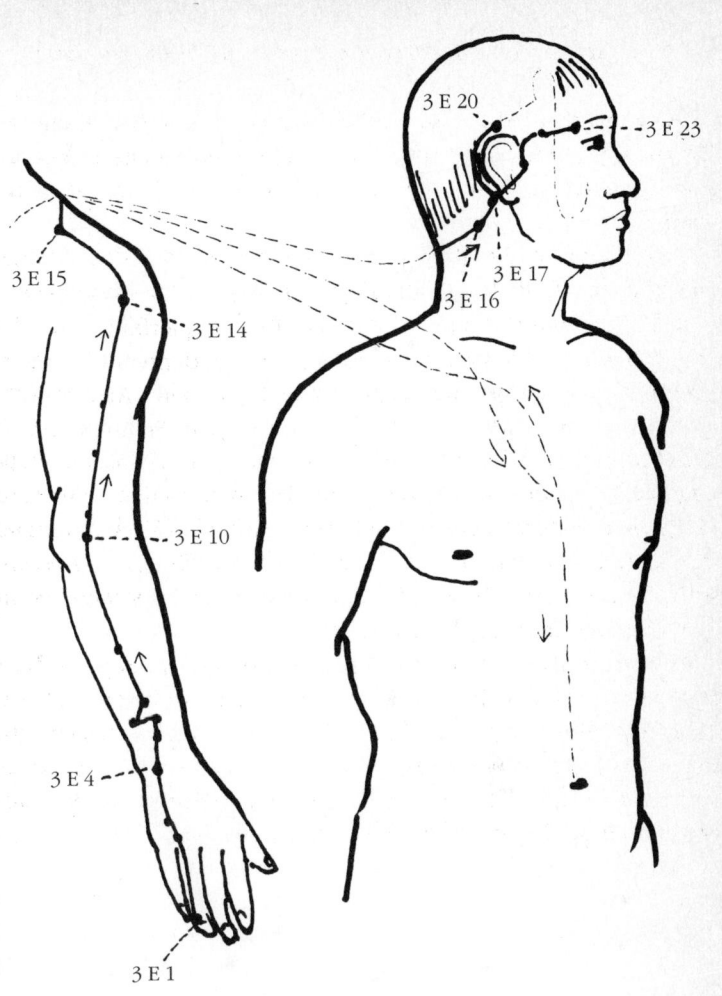

DREIFACH-ERWÄRMER (YANG)
(SAN JIAO JING)

22. DIE DREI MERIDIANPAARE DER FÜSSE

Der Magen-Meridian (Wei Jing)

Der Magen-Meridian und der Milz-Pankreas-Meridian sind ein Meridianpaar, das dem Element Erde zugeordnet ist.

Der Magen-Meridian nimmt seinen Anfang im Gesicht. Sein Energieverlauf ist in chinesischer und europäischer Literatur etwas unterschiedlich angegeben. Mit dem Punkt M 4, mit dem poetischen Namen „Tränensammler", auf der Wange unterhalb des Auges übernimmt er die Energie des Dickdarms von dessen letztem Punkt in der Nasenflügelfalte. Hier ist die Yang-Energie auf ihrem Maximum. Der Magen-Meridian zieht die Wange hinunter in dieser Falte, die bei magenkranken Menschen oft sehr ausgeprägt ist, begrenzt die Mundwinkel, kommt unter der Unterlippe zur Mitte. Ein Ast steigt seitlich an der Wange aufwärts bis zum Stirn- und Schläfenwinkel M 1 „Tou Wei". Wenn jemand verzagt oder erschöpft ist, geschieht es manchmal, daß er seinen Kopf in die Hand stützt und, ohne es zu wissen, diesen Punkt drückt oder massiert. Abwärts fließt die Energie seitlich des Kehlkopfes weiter über das Schlüsselbein, M 11 „Atemhütte", M 13 „Atemtüre", über die Brustwarzen, kommt dann etwas näher zur Mitte, geht über den Oberbauch seitlich am Nabel vorbei in der Leistengegend M 30 „Atemstoß" über den Oberschenkel und das Kniegelenk. Unterhalb des Kniegelenks ist mit M 36 San Li, „Göttlicher Gleichmut", ein besonders wichtiger Punkt. Wie schon der Name sagt, hilft seine Massage Streß abzubauen und die Yang-Energie in alle Meridiane zurückzuholen. In einer Linie abwärts fließt die Energie zur zweiten Zehe und endet am Nagelwinkel der zweiten Zehe, der von der großen Zehe weiter entfernt ist.

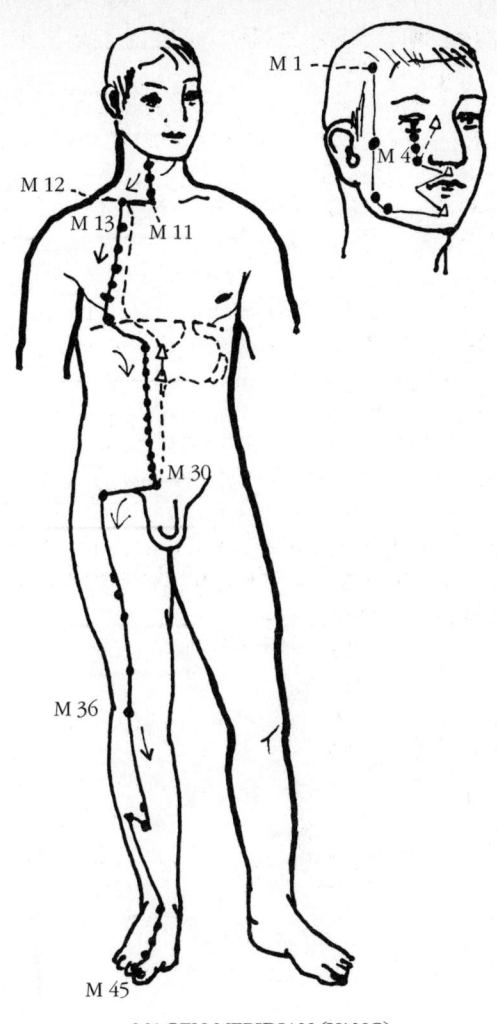

MAGEN-MERIDIAN (YANG)
(WEI JING)

Der Milz-Pankreas-Meridian (Pi Jing)

Vom Ende des Magen-Meridians an der zweiten Zehe geht die Energie zum gekoppelten Yin-Meridian Milz-Pankreas, der am inneren Nagelwinkel der großen Zehe liegt. Über den Großzehenballen fließt die Energie vor dem Knöchel aufwärts die innere Wade entlang. Ein wichtiger Punkt ist MP 6 „Treffpunkt der drei Yin", etwa drei Fingerbreit oberhalb des Knöchels gelegen. In ihm treffen sich die Energien von Milz-Pankreas, Leber und Niere. Er reguliert den Energiefluß im Unterbauch in breitem Maße. Die innere Wade und den Oberschenkel entlang zieht die Energie aufwärts, den Bauch und Oberkörper hinauf, an der seitlichen Rippengegend vorbei und endet unterhalb der Achsel mit MP 21 Da Bao, „Der große Entwickler".

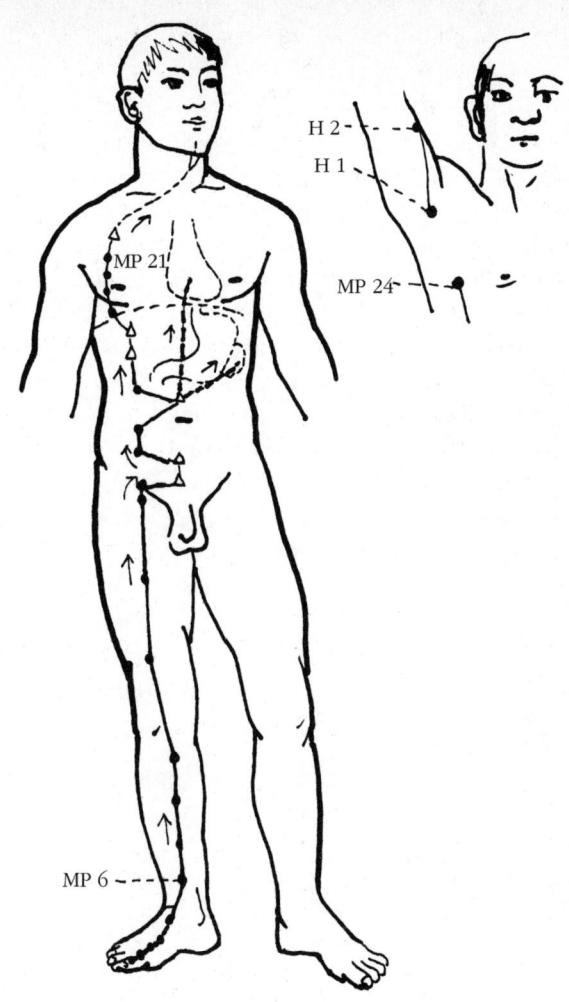

H 2

H 1

MP 21

MP 24

MP 6

MILZ-PANKREAS-MERIDIAN (YIN)
(PI JING)

151

Der Blasen-Meridian (Pang Guang Jing)

Der Blasen-Meridian und der Nieren-Meridian sind ein Meridianpaar, das dem Element Wasser zugeordnet ist.

Der Blasen-Meridian ist ein Yang-Meridian und der längste Meridian auf unserem Körper. Er nimmt seinen Anfang am Punkt Bl 1 „Jing Ming", „Glanz des Augapfels" am inneren Augenwinkel und steigt die Stirn aufwärts, zieht über die Schädeldecke über den Hinterkopf Bl 9 „Jadekissen", Bl 10 „Himmelssäule". Von hier verzweigt er sich und führt in zwei Ästen abwärts den Rücken hinunter, ein Ast nahe an der Wirbelsäule, der zweite etwas weiter davon entfernt. Über das Gesäß an der Rückseite des Oberschenkels in die Kniekehle, über die Wade am äußeren Knöchel unterhalb desselben vorbei führt seine Energie und endet am äußeren Nagelwinkel der kleinen Zehe. Seine Energie versorgt Kopf, Nacken und Rückenbereich. Auf ihm projizieren sich am Rücken die Yu-Punkte der einzelnen Organe, durch die die Yang-Energie mit der Außenschicht des Körpers in Verbindung steht. Schmerzen, Verspannungen und Verkrampfungen an bestimmten Stellen des Rückens können oft ein Hinweis auf eine Störung im zugehörigen Organ sein und sollten nicht unbeachtet bleiben. Ein wesentliches Ziel der Qi-Gong-Übungen ist deshalb auch, die Beweglichkeit der Wirbelsäule zu steigern und den Qi-Durchfluß zu erhalten.

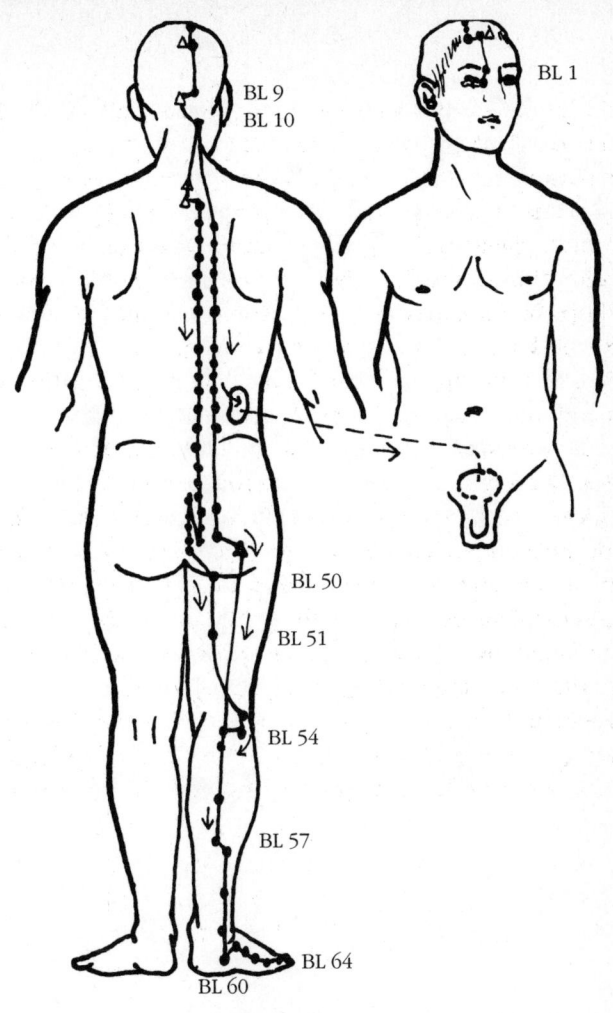

BLASEN-MERIDIAN (YANG)
(PANG GUANG JING)

Der Nieren-Meridian (Shen Jing)

Er ist der Yin-Meridian, der mit dem Blasen-Meridian verbunden ist. Er nimmt seinen Anfang am Punkt Ni 1, „Yung Quan", „Sprudelnde Quelle", auf der Fußsohle. Wenn ich mich auf die Zehenspitzen stelle, kann ich im vorderen Drittel der Fußsohle eine Vertiefung ertasten. Dort liegt der Punkt Ni 1. Er ist für die Qi-Gong-Übungen besonders wichtig, weil man mit ihm Qi der Erde aufnehmen kann. Der Nieren-Meridian umschreibt den inneren Knöchel, trifft bei MP 6 auf den Milz-Pankreas- und den Leber-Meridian, fließt die Wade und den Oberschenkel aufwärts, durchzieht die Geschlechtsorgane und nahe der Körpermitte Bauch und Brust und beendet mit Ni 27 unterhalb des Schlüsselbeines seinen Energieverlauf. Die Nieren als Sitz der Urenergie, dessen, was man von Geburt an mitbekommen hat, und der zugehörige Meridian sind für Zeugungs- und Sexualkraft zuständig.

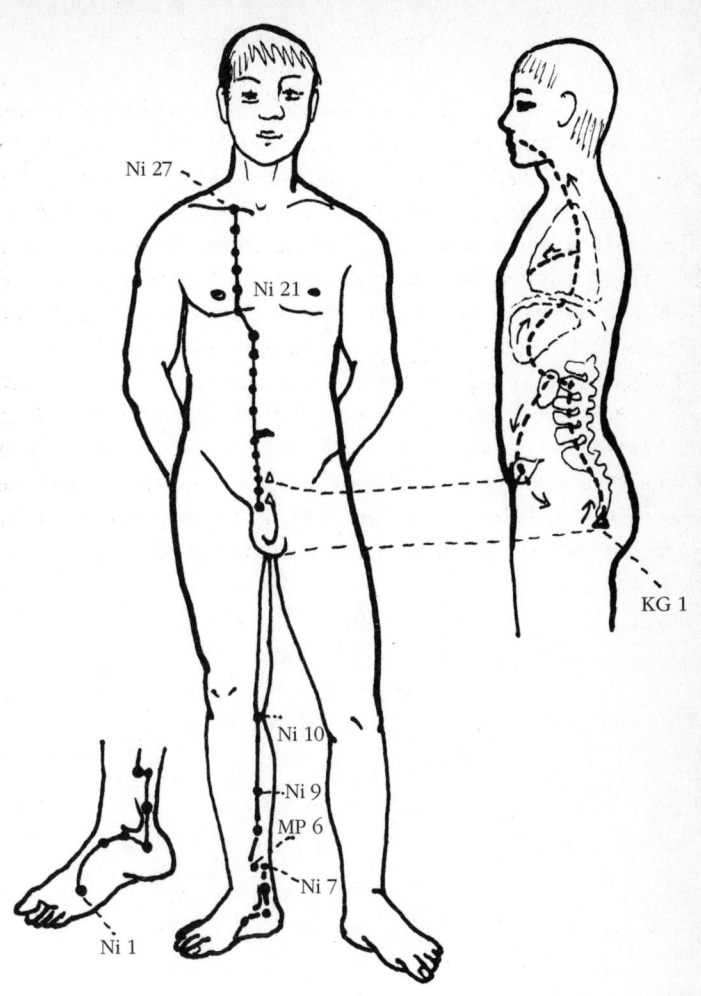

NIEREN-MERIDIAN (YIN)
(SHEN JING)

Der Gallenblasen-Meridian (Dan Jing)

Der Gallenblasen-Meridian und der Leber-Meridian sind dem Element Holz zugeordnet.

Der Gallenblasen-Meridian ist ein Yang-Meridian und beginnt mit G 1 „Pupillengrube" am äußeren Augenwinkel und geht über die Schläfe vor das Ohr, G 2 „Gehörpunkt", windet sich um die Ohrmuschel, etwas weiter entfernt als der Dreifach-Erwärmer, kommt in einem Bogen zurück zur Stirn, um dann wieder über die Schädeldecke zum Hinterhaupt zu fließen. G 20 „Wind – Teich" liegt links und rechts der Halswirbelsäule am Ende des Schädelknochens. Manchmal ist er schon bei leichtem Drücken schmerzhaft. Dann kann Qi nicht genug durch diese Stelle fließen, und Kopfschmerzen, Augenkrankheiten, Grippe und Ohrensausen können die Folge sein. Der Verlauf geht den Hals hinunter zu G 21, „Schulterbrunnen", am höchsten Punkt der Schulter gelegen, umzieht vorne das Schultergelenk und kommt zum vorderen Ende der 9. Rippe, weiter zum freien Ende der 12. Rippe und abwärts über den Rand des Beckenknochens, über das Hüftgelenk und den Oberschenkel abwärts, außen über das Kniegelenk, G 34 „Meisterpunkt der Muskulatur", die Wade hinunter und vor dem Knöchel zum äußeren Nagelwinkel der 4. Zehe, G 44 „Yin des Anfangs".

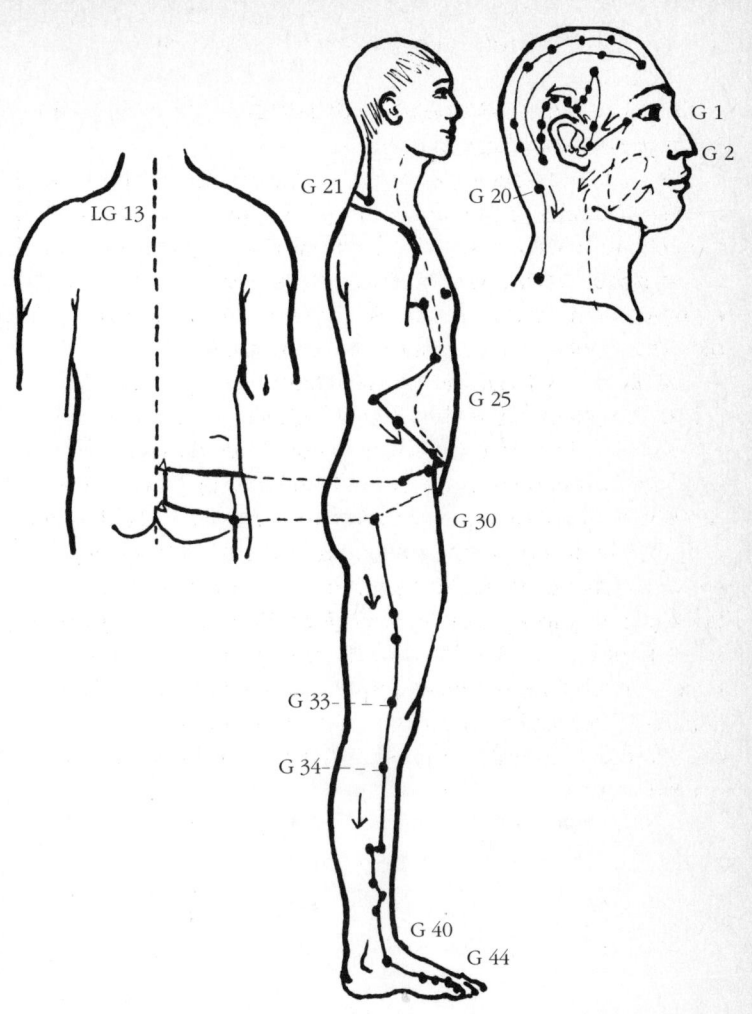

GALLENBLASEN-MERIDIAN (YANG)
(DAN JING)

Der Leber-Meridian (Gan Jing)

Er ist ein Yin-Meridian und mit dem Gallenblasen-Meridian im Verhältnis Yin und Yang verbunden.

Sein Wurzelpunkt ist nahe dem Großzehennagel, an der Seite, die zur nächsten Zehe schaut. Zwischen beiden Zehen zieht der Leber-Meridian über die Mittelfußknochen und das Fußgelenk das Bein hinauf, berührt in MP 6 die beiden anderen Yin-Fußmeridiane Niere und Milz-Pankreas, fließt weiter innen das Schienbein entlang, wechselt in der halben Wade hinter Schien- und Wadenbein, weiter den inneren Oberschenkel hinauf, durchzieht mit einem Seitenast die Geschlechtsorgane, geht über den Bauch und hat in der Taille unter dem Ende der 11. Rippe mit Le 13 „Gesetzes Tor" einen Punkt, der das Qi aller fünf Yin-Organe (Lunge, Herz, Milz-Pankreas, Niere, Leber) beeinflußt. Von da steigt die Energie noch weiter aufwärts und endet etwa zwei Rippen unterhalb der Brustwarzen.

Neben diesen sechs Meridianpaaren, die alle mit einem inneren Organ in Verbindung und ständig von dessen Energie durchflossen sind, gibt es noch Energieleitbahnen, die nicht direkt zu einem Organ führen. Sie sind wie Kanäle, in die Wasser von verschiedenen Quellen, Bächen und Flüssen eingespeist und wieder abgezweigt wird. Sie stellen Verbindungen zwischen einzelnen Meridianen her. Man nennt sie unreguläre Meridiane.

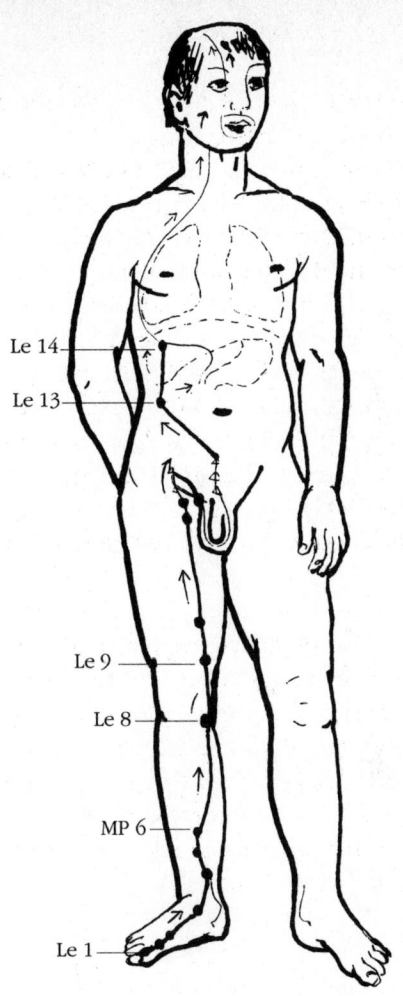

Le 14

Le 13

Le 9

Le 8

MP 6

Le 1

LEBER-MERIDIAN (YIN)
(GAN JING)

23. DAS LENKERGEFÄSS (Du – Mai)

Für Qi Gong sind das Lenkergefäß und das Dienergefäß oder Konzeptionsgefäß von Bedeutung.

Das Lenkergefäß beherrscht die Wirbelsäule und damit die Rückseite des Körpers. Es ist Yang, so wie die gesamte Rückseite des Körpers Yang ist, vom Hinterkopf bis zur Ferse.

Sein erster Punkt ist LG 1 „Wachsen der Kraft" an der Spitze des Steißbeins. Ein besonders wichtiger Punkt ist LG 4 Ming Men, „Lebenstor oder Pforte des Geschicks" benannt. Er liegt unter dem Dornfortsatz des zweiten Lumbalwirbels. Das ist der Punkt auf der Wirbelsäule, der sich öffnet und schließt, wenn man das Becken vorkippt und zurückdrückt. Bei vorgekipptem Becken liegt er dem Nabel gegenüber. Wenn der Energiefluß an dieser Stelle nicht gegeben ist, kann es zu vielen Krankheiten im Urogenitalbereich und besonders im Nierensystem kommen. Er ist in der Lage, die Energie innerhalb beider Nieren, also der Yin- und Yang-Niere auszugleichen. Ein weiterer wichtiger Punkt ist LG 8, Zhi Yang, unter dem Dornfortsatz des siebenten Brustwirbels. Wenn man die Schulterblattspitze ertastet, liegt er auf der Wirbelsäule etwa auf dieser Höhe. Wenn sein Energiedurchfluß gestört ist, hat das negative Wirkung auf Lunge, Galle, Leber, Magen. Schmerzen im Rücken- und Lendenbereich können auftreten. Manchmal kündigt sich eine Störung der Gallenfunktion durch Schmerzen unter der rechten Schulterblattspitze an.

Mit Da Zhui (LG 13), „Großer Wirbel", kommt man zu einem mächtigen Energieverteiler im Genick. Er liegt zwischen dem Dornfortsatz des siebenten Halswirbels und dem ersten Brustwirbel. Man findet ihn leicht, wenn man den Buckel im Nacken auf der Wirbelsäule ertastet. Er hat Verzweigungen zu allen Yang-Meridianen des Körpers. Ist er gestört in seiner Energieverteilung durch Verkrampfungen und Fehlhaltungen oder krankmachende bioklimatische Energien, sind in der Akupunktur als Indikation angegeben: Fieber, Wetterempfindlichkeit, Malaria, Nackensteife, Rückenschmerzen, Bronchitis, Asthma, Lähmungen, Epilepsie, Geisteskrankheiten. Ich habe alle diese Indikationen aufgezählt, um zu zeigen, wie wichtig es ist, diesen Schulter-Nacken-Bereich entspannt zu halten und wieso man mit einfachen, aber gezielten Bewegungen gesundheitlichen Erfolg haben kann.

Der Meridianverlauf geht über die Mitte des Nackens zu LG 14, „Tor des Schweigens", in Höhe der Haaransatzlinie, über die Mitte des Hinterkopfes bis zum Punkt Bai Hui, „Hundertfacher Sammler", an der höchsten Stelle des Kopfes, entspricht der kleinen Fontanelle. Wenn man mit dem Finger von der Ohrspitze gerade aufwärts zur Mitte des Kopfes kommt, findet man diesen Punkt. Bei den Qi-Gong-Übungen bemühe ich mich, diesen Punkt und seinen Gegenpol Hui Yin in eine senkrechte Linie zu bringen. Er ist bei Kopfschmerzen, Schwindel, erregten Zuständen oft schmerzhaft.

Über die Mitte der Stirn, die Nasenspitze und den oberen Lippenrand geht der Meridianverlauf und endet mit LG 27, „Zahnfleischpunkt", oberhalb der Schneidezähne am Oberkiefer.

24. DAS KONZEPTIONSGEFÄSS ODER DIENERGEFÄSS
(Ren Mai)

Es ist der Yin-Gegenpol zum Yang-Lenkergefäß. Die ganze Vorderseite des Körpers wird von seinem Energieverlauf beherrscht. Sein erster Punkt ist Hui Yin (KG 1), „Geschlechtspunkt", auf der Damm-Mitte zwischen den Beinen. Etwa zwei Fingerbreit unterhalb des Nabels liegt Qi Hai (KG 6), „Atemmeer oder Meer der Energie" benannt. Seine Lage entspricht dem Zentrum des Dan Tien. An diese Stelle versucht man bei den Qi-Gong-Übungen, seine innere Aufmerksamkeit und seinen Atem zu lenken. Wenn diese Gegend gut mit Qi versorgt ist, gibt es keine Schmerzen im Unterbauch, keine Zyklusstörungen und keine Schwäche in den Sexualorganen. Über die Nabelmitte geht der Verlauf weiter. Etwa 4 Finger oberhalb des Nabels liegt KG 12, „Mittlerer Kanal"; er verbindet die Energie aller 5 Yang-Organe (Dünndarm, Dickdarm, Blase, Gallenblase, Magen) und ist ein wesentlicher Energiesteuerungspunkt. Nicht weniger wichtig für die Qi-Verteilung ist Tan Zhong (KG 17), „Brustmitte", auf der Mittellinie in Höhe der Brustwarzen gelegen. Hier wirken sich alle emotionalen Belastungen und Streß-Situationen auf den Qi-Durchfluß negativ aus. Eine Redewendung sagt: „Mir fällt ein Stein von der Brust." Weitere Punkte mit den schönen Namen KG 18, „Jadehalle", und KG 21, „Jadeperle", liegen auf der Brust und bezeichnen Stellen, die gegen Bronchitis, Asthma bronchiale, Husten, Erbrechen stimuliert werden. Bis zur Kinnmitte reicht der Verlauf dieses Gefäßes und endet dort mit KG 24, „Flüssigkeitsaufnahme."

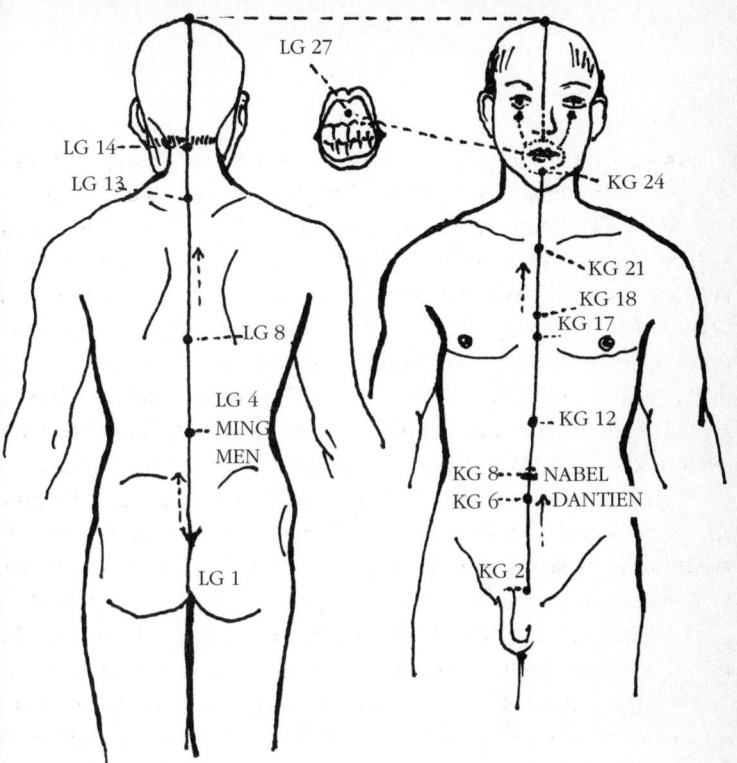

LG 19/BAI HUI

LG 27

LG 14

LG 13

LG 8

LG 4
MING
MEN

LG 1

KG 24

KG 21

KG 18

KG 17

KG 12

KG 8 NABEL
KG 6 DANTIEN

KG 2

LENKERGEFÄSS   KONZEPTIONSGEFÄSS

LITERATURVERZEICHNIS

An Outline of Chinese Acupuncture, Foreign Languages Press, Peking 1975

Cheng Man-Ch'ing. Ausgewählte Schriften zu T'ai Chi Ch'uan. Sphinx Medien Verlag, Basel, 1988

Georg König/Ingrid Wancura, Neue Chinesische Akupunktur. Verlag Wilhelm Maudrich, 1975

Lao-Tse, Tao Te King. Aus dem Chinesischen übersetzt und kommentiert von Victor v. Strauß. Manesse Verlag 1959

D. & J. Lawson – Wood, Akupunktur und Chinesische Massage. Aurum Verlag, 1977

Dr. Nguyen Van Nghi, Hoang Ti Nei King So Quenn. Med. Lit. Verlagsgesellschaft Uelzen

Dr. Claus Schnorrenberger, Klassische Akupunktur Chinas. Ling Kü King – des gelben Kaisers Lehrbuch der inneren Medizin. Hippokrates Verlag Stuttgart, 1974

Erich und Ilse Stiefvater, Chinesische Atemlehre und Gymnastik. Haug Verlag, 1962

Hellmut Wilhelm, Sinn des I Ging, Eugen Diederichs Verlag. Düsseldorf – Köln, 1972

Richard Wilhelm, I Ging, Das Buch der Wandlungen. Eugen Diederichs Verlag, 1962

Bian Zhizhong, Daoist health preservation exercises. China Reconstructs Press, 1987